"小食"讲科普

付悦　于媛　主编

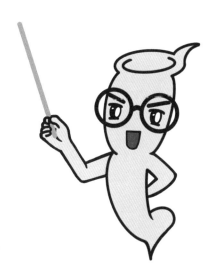

中国国际广播出版社

图书在版编目（CIP）数据

"小食"讲科普 / 付悦，于媛主编.—北京：中国国际广播出版社，2024.3
（2024.5重印）

ISBN 978-7-5078-5536-4

Ⅰ.①小… Ⅱ.①付…②于… Ⅲ.①食管－普及读物 Ⅳ.①R322.4-49

中国国家版本馆CIP数据核字（2024）第062080号

"小食"讲科普

主　　编	付　悦　于　媛
责任编辑	霍春霞
校　　对	张　娜
版式设计	赵冰波
封面设计	赵冰波

出版发行	中国国际广播出版社有限公司［010-89508207（传真）］
社　　址	北京市丰台区榴乡路88号石榴中心2号楼1701
	邮编：100079
印　　刷	北京汇瑞嘉合文化发展有限公司

开　　本	889×1194　1/24
字　　数	120千字
印　　张	5.25
版　　次	2024 年 4 月 北京第一版
印　　次	2024 年 5 月 第二次印刷
定　　价	98.00 元

编委会

■ 序

食管癌是一种常见的恶性肿瘤。在我国，其发病率和死亡率均居前列。面对这一严峻形势，中国医学科学院肿瘤医院胸外科始终秉持着"精益求精、不断探索"的精神，致力于用科学方法帮助患者尽早康复，提高生活质量。

中国医学科学院肿瘤医院胸外科食管外科医护团队是国内唯一且规模最大的诊治食管癌和食管疾病的专业团队，每年成功完成千余台食管手术。为了更好地传递专业知识，我们的护士设计出了以食管为原型的漫画形象"小食"，获得了独立版权，并成立了科普漫画团队。由食管外科专业背景的护士担任漫画师，每月精心绘制主题漫画，为患者及家属提供科普知识，受到了广泛好评。

在付悦护士长的带领下，病房护理工作展现出卓越的专业素养，科普漫画不断创新，努力将专业知识转化为通俗易懂的语言和图片，以便更好地传达给患者及家属。她们用自己的热情和专业精神，为患者提供了全方位的护理和支持。

本书整理了 3 年来食管外科医护团队所创作的优秀漫画作品，以卡通形式呈现，力求生动有趣、深入浅出地解析食管癌诊疗护理过程中最重要、最前沿的热点问题，从多角度全面介绍了食管癌的病因、预防、早期诊断、治疗以及康复护理等方面的知识，融入了我们多年积累的临床经验与心得体会。我相信，这本书的出版将进一步推动食管癌防治工作的发展，希望它能够成为广大患者及家属朋友抗癌旅程中的良师益友，为他们带来温暖和信心。

最后，我衷心祝贺本书的出版！感谢付悦护士长及其医护团队的辛勤奉献。愿我们的努力能够帮助更多的人了解食管癌，提高防治意识，共同守护健康！

2024 年 3 月 16 日

■ "小食"简介

　　食管癌是我国常见的消化道恶性肿瘤之一。在临床工作中,我们目睹了许多患者由于缺乏食管癌相关知识而错过了早诊早治的最佳时机,深感科普宣传的重要性。

　　为了让患者及家属朋友能够通过通俗易懂、省时轻松的方式了解食管癌相关知识,提高大家对食管癌的认知度,进而能够在早期发现和治疗,我们创作出了外观形似食管的拟人卡通形象"小食",并申请了独立版权。同时,我们还组建了"小食"系列科普漫画创作团队。整个团队群策群力、充分合作,最终诞生了"小食"系列科普漫画。每一期漫画都经过缜密的选题策划、详尽的文献查阅、严格的文图审核以及无数次的修改,精心创作而成。

　　"小食"系列科普漫画涵盖了食管癌的高发人群,一旦得了食管癌会出现什么症状、应该如何去面对以及如何去配合治疗等层层深入、实实在在的内容。通过这些内容,我们希望能够帮助大家更好地了解食管癌,从生活方式上预防食管癌,并在行动上尽早主动发现食管癌。

　　截至目前,"小食"系列科普漫画已在"中国医学科学院肿瘤医院胸外科"公众号上连载 30 余期,累计点击量超过 48000 次。我们的作品得到了患者及家属的认可,使患者在医院之外也能得到更好的照护。

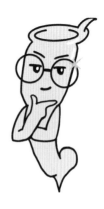

目　录
CONTENTS

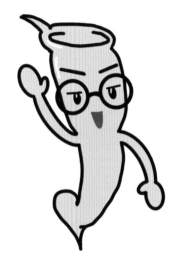

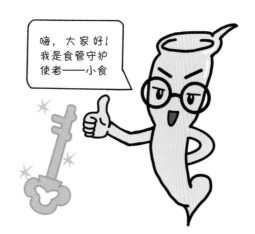

嗨，大家好！我是食管守护使者——小食

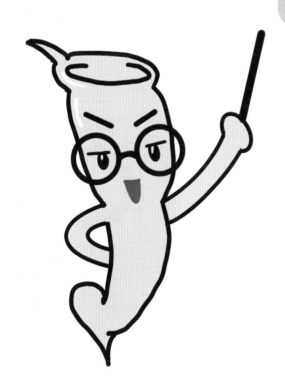

食管癌
预防篇

你的食管值得温柔以待

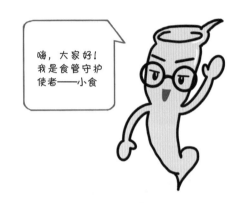

嗨，大家好！我是食管守护使者——小食

一、什么是食管

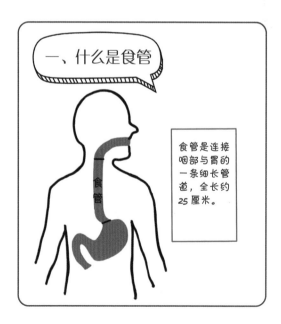

食管是连接咽部与胃的一条细长管道，全长约25厘米。

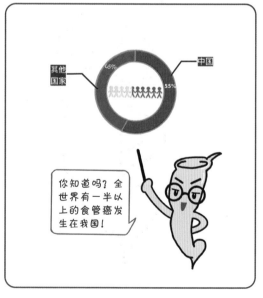

你知道吗？全世界有一半以上的食管癌发生在我国！

二、什么是食管癌

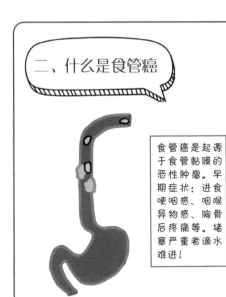

食管癌是起源于食管黏膜的恶性肿瘤。早期症状：进食哽咽感、咽喉异物感、胸骨后疼痛等。堵塞严重者滴水难进！

三、食管癌如此可怕，那么，引起食管癌的因素有哪些呢

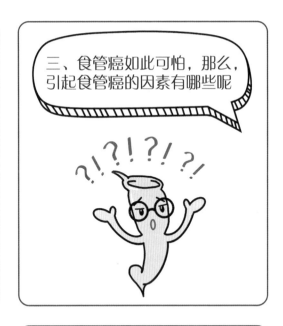

1. 饮食刺激

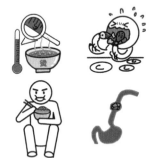

长期进食粗硬食物，进食速度过快，咀嚼不细，食物太烫，以及蹲着进食，都有可能诱导食管癌的发生。

2. 烟酒刺激

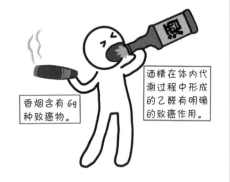

香烟含有 69 种致癌物。

酒精在体内代谢过程中形成的乙醛有明确的致癌作用。

吸烟可使食管鳞状细胞癌的发生率增加 3—8 倍，饮酒可增加 7—50 倍！

3. 腌制及霉变食物

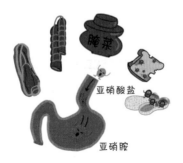

酸菜、泡菜、腊肉、咸鱼等腌制食物中含有亚硝酸盐，在胃内酸性条件下，可合成强致癌物亚硝胺。霉变的食物中含有黄曲霉素，可协同亚硝胺起到致癌的作用。

4. 营养因素

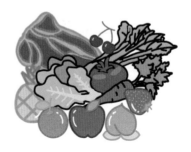

膳食中长期缺少新鲜蔬果和动物类食物摄入，缺少维生素和微量元素，不合理的膳食结构和营养素摄入不均衡，与食管癌发病密切相关。

5. 遗传因素

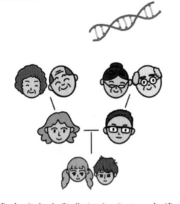

食管癌的家庭聚集倾向明显，食管癌患者子女患病率较一般人高。

6. 食管疾病

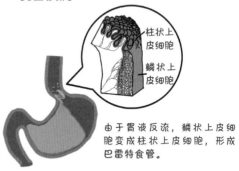

由于胃液反流，鳞状上皮细胞变成柱状上皮细胞，形成巴雷特食管。

患有胃食管反流、巴雷特食管疾病的患者患食管癌的风险极高。胃酸及各种水解酶反流至食管，会腐蚀、损伤食管内膜，形成癌变。

7.口腔卫生

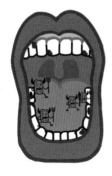

食管癌的发生与口腔卫生有密切关系。口腔细菌、龋齿会增加患食管癌的风险。

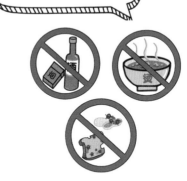

四、怎么保护食管

我们要戒烟戒酒，不吃烫食，不吃腐败变质食物。

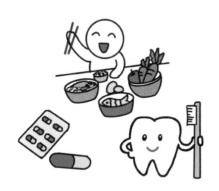

我们要多吃新鲜蔬果，吃饭细嚼慢咽，注意口腔卫生，积极治疗食管疾病。

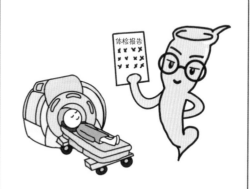

有家族肿瘤遗传史的朋友要定期体检，一旦发现异常，一定要早诊断、早治疗！

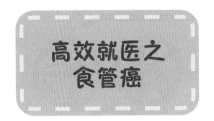

高效就医之
食管癌

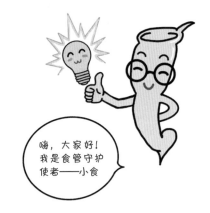

嗨，大家好！
我是食管守护
使者——小食

一、概况

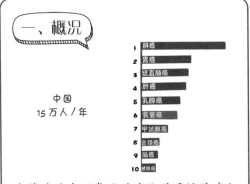

1 肺癌
2 胃癌
3 结直肠癌
4 肝癌
5 乳腺癌
6 食管癌
7 甲状腺癌
8 宫颈癌
9 脑癌
10 胰腺癌

中国
15万人/年

食管癌是我国常见的消化道恶性肿瘤之一，有些患者发现的时候已错过最佳治疗时间。全世界每年约有30万人死于食管癌。我国作为食管癌高发地区，每年平均病死约15万人。所以，我们要重视身体发出的警告信号，如有不适应及时就诊。

二、身体出现哪些信号需要及时就医

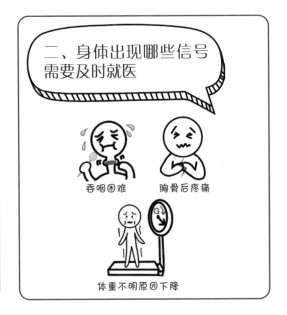

吞咽困难　　胸骨后疼痛

体重不明原因下降

三、如何高效就医

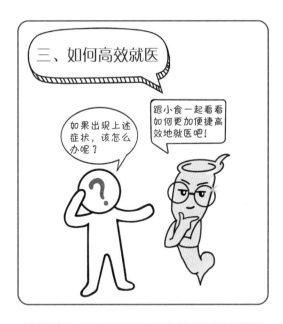

如果出现上述症状，该怎么办呢？

跟小食一起看看如何更加便捷高效地就医吧！

第一步：挂号

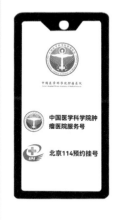

预约就诊有4种方式，以中国医学科学院肿瘤医院为例：
（1）中国医学科学院肿瘤医院官方APP；
（2）中国医学科学院肿瘤医院服务号；
（3）北京114预约挂号；
（4）现场预约挂号（限60周岁以上老年人）。

互联网诊疗上线啦！

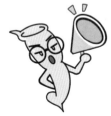

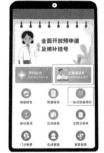

步骤：
登录医院APP，点击"互联网诊疗"即可预约，与医生一对一线上交流。还可通过"一站式检查预约"功能，预约门诊心电图、核磁、CT等检查项目。

第二步：备齐资料

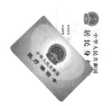

就诊需携带患者本人身份证，有北京医保的患者还需携带医保卡。

如果有以下资料，要一起带上哟！
（1）病理报告及病理切片。
（2）影像学资料，如CT片子和报告等。
（3）其他资料：心电图、血液化验结果等。
（4）曾经的治疗经历：如既往用药方案、效果。

温馨提示：就诊前最好把资料进行归类，方便您高效就诊。

第三步：采集病史

发病时间，做过什么治疗？是否有过敏史、
有什么症状　效果如何　传染病史

初次就诊时间　既往有什么　是否有家族史
做过什么检查　慢性疾病

您可以按时间顺序整理好病史，提前写出来，要注意尽量完整、突出重点、简明扼要。

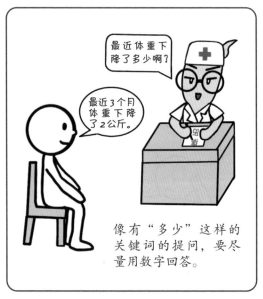

最近体重下降了多少啊？

最近3个月体重下降了2公斤。

像有"多少"这样的关键词的提问，要尽量用数字回答。

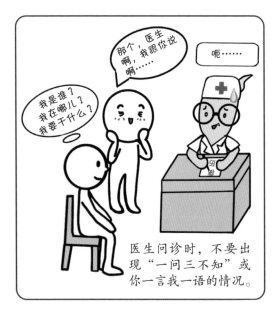

我是谁？我在哪儿？我要干什么？

那个，医生啊，我跟你说啊……

呃……

医生问诊时，不要出现"一问三不知"或你一言我一语的情况。

第四步：检查必备小知识

1.关于抽血

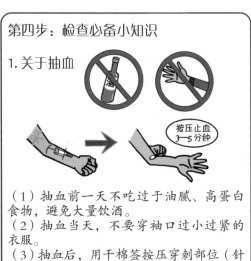

按压止血3—5分钟

（1）抽血前一天不吃过于油腻、高蛋白食物，避免大量饮酒。
（2）抽血当天，不要穿袖口过小过紧的衣服。
（3）抽血后，用干棉签按压穿刺部位（针孔及向上2厘米进针处的范围）3—5分钟，进行局部止血。

2. 关于 CT

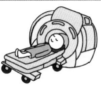

（1）禁止随身携带金属物品，以免掩盖检查部位，影响图像质量及诊断。

（2）检查前一周内不要做胃肠造影检查，避免硫酸钡产生伪影。

（3）如果对碘造影剂过敏，禁忌做增强 CT。

3. 关于胃镜

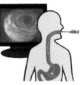

（1）检查前两日进食易消化食物，如稀饭、面条等，禁食粗纤维食物。

（2）检查当日一般需要禁食 6—8 小时，禁水 4 小时。

（3）检查前一周禁止服用抗凝药和活血中成药，如华法林钠片、阿司匹林肠溶片等。

（4）检查结束后半小时内患者不要喝水、进食，以免误入气管引起呛咳或导致吸入性肺炎。

4. 关于核磁（MRI）

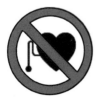

（1）带有心脏起搏器、人工心脏金属瓣膜，体内有金属或磁性物植入史，以及早期妊娠的受检者，不能进行检查，以免发生意外。

（2）对核磁造影剂过敏的人绝对不可以做增强核磁。

食管癌并不可怕，早发现、早诊断、早治疗，我们一起战胜它！

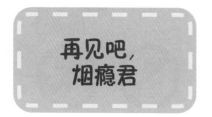

再见吧，
烟瘾君

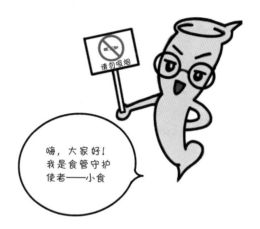

嗨，大家好！
我是食管守护
使者——小食

一提起成瘾物质，人们往往会立即想到鸦片、海洛因、冰毒等毒品，却常常忘记生活中最常见的、使用最多的、危害最广的香烟。

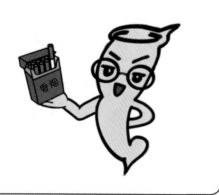

烟草燃烧的烟雾是由4000多种化合物组成的复杂混合物。其中气体占95%，如一氧化碳、氢化氰、挥发性亚硝胺等；颗粒物占5%，包括半挥发物及非挥发物，如烟焦油、尼古丁等。其中至少有69种为已知的致癌物，如多环芳烃、亚硝胺等，而尼古丁是引起成瘾的物质。

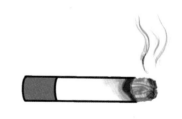

肺癌是世界发病率和死亡率最高的恶性肿瘤，而吸烟是肺癌发病的最主要原因。

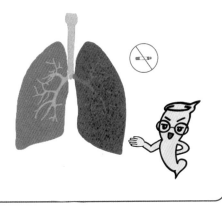

吸烟是许多疾病的患病危险因素。烟草几乎可以损害人体的所有器官，诸如心血管系统、呼吸系统、生殖系统、内分泌腺和皮肤等。

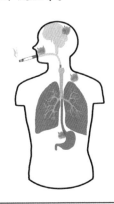

据世界卫生组织统计，目前烟草相关的死亡已占到全球死因的第1位，到2025年其死亡的总数将超过肺结核、疟疾、生产和围产期并发症及艾滋病的总和。为什么吸烟危害如此大，烟民们却沉迷其中？答案就是这个叫作"尼古丁"的东西在捣鬼。

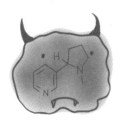

尼古丁极易由口腔、胃肠、呼吸道黏膜吸收。吸入的尼古丁90%在肺部吸收，其中25%在几秒钟内即进入大脑。

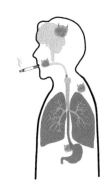

尼古丁具有高度成瘾性，约 7.5 秒就可进入大脑，让人产生一种美妙的愉悦感。每当身体中尼古丁水平下降时，人就会感到烦躁不安，渴望抽一支烟补充尼古丁，久而久之就会沦为尼古丁的奴隶。

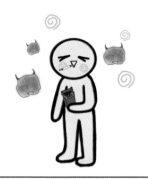

既往研究表明，尼古丁戒断症状是戒烟最大的障碍。戒烟过程中，由于缺乏尼古丁刺激，多巴胺释放减少，于是引起易怒、紧张、体质量增加和睡眠障碍等戒断症状。

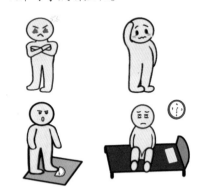

出现戒断反应时，您需要多喝水，促进尼古丁排出，还可以做这些：

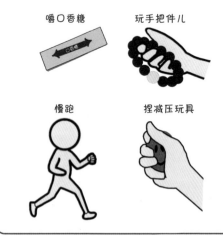

嚼口香糖　　玩手把件儿

慢跑　　捏减压玩具

戒烟者还可能会面对"社交需要""工作压力""缺乏毅力""缺乏戒烟指导"等问题。多数吸烟者和家人在一起时能够克制自己吸烟。您需要把您的戒烟决定告诉家人、亲朋好友，并请他们监督、鼓励、配合您。

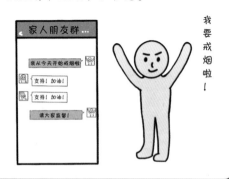

我要戒烟啦！

还可拨打戒烟热线（全国戒烟热线400-888-5531，北京市公共卫生热线12320），或去戒烟门诊寻求专业帮助，也可药物辅助戒烟。我国目前已经批准的戒烟非处方药有尼古丁贴片、尼古丁咀嚼胶，处方药有盐酸安非他酮缓释片、酒石酸伐尼克兰片。

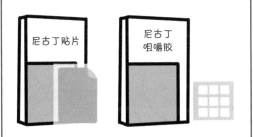

总而言之，吸烟百害而无一利。世界上不存在安全的香烟、安全的吸烟量以及安全的吸烟方式。戒烟是恢复健康的最重要的一步。坚持就是胜利，预祝您戒烟成功！

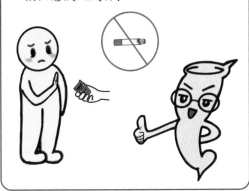

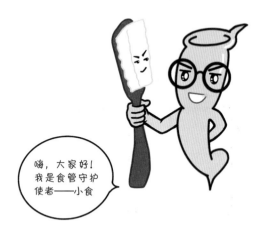

小食提示您: 关注口腔卫生

嗨，大家好！我是食管守护使者——小食

一、口腔卫生的重要性

肺炎是食管癌术后常见的并发症，有效的口腔护理可降低肺炎发生率。

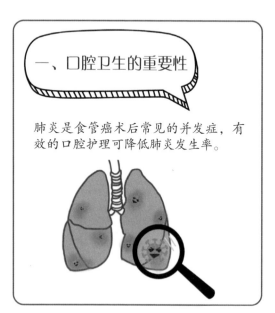

二、刷牙工具的选择

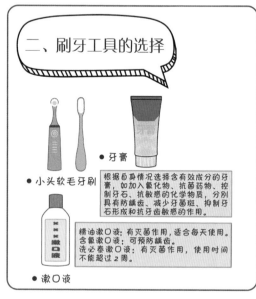

● 小头软毛牙刷

● 牙膏

根据自身情况选择含有效成分的牙膏，如加入氟化物、抗菌药物、控制牙石、抗敏感的化学物质，分别具有防龋齿、减少牙菌斑、抑制牙石形成和抗牙齿敏感的作用。

精油漱口液：有灭菌作用，适合每天使用。
含氟漱口液：可预防龋齿。
洗必泰漱口液：有灭菌作用，使用时间不能超过2周。

● 漱口液

三、刷牙方法

1.刷牙

每天至少在早上和晚上刷牙，把牙齿的每一面都刷到，动作要轻柔。

正确的刷牙方法，前后面顺牙缝竖刷。

咬合面可前后来回地拉锯式刷。

可拆卸假牙，每天至少拆卸并清洗两次，用专用义齿刷清洗。

2.漱口水

刷牙后，饭后可用漱口水漱口。
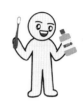

禁食患者，可用淡盐水或者温开水交替漱口，保持口腔清洁湿润。

唇膏护唇，防止口唇干裂。

3.使用牙线

饭后、刷牙时，可配合使用牙线清理牙缝中的食物残渣和菌斑。

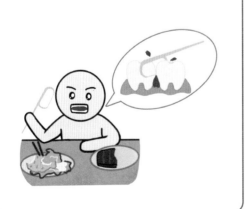

检查口腔是否有食物残渣未清洁干净，自行选择清洁方式。

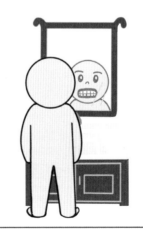

四、刷牙工具的清洁

刷牙后，用清水冲洗牙刷，并将刷毛上的水分甩干。住院患者的牙刷要用热水冲洗。

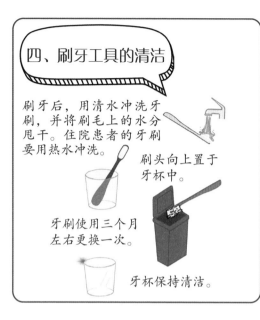

刷头向上置于牙杯中。

牙刷使用三个月左右更换一次。

牙杯保持清洁。

越来越多的研究显示，术前开始改善口腔卫生可降低术后肺炎发病率，所以一定要重视口腔卫生。如果患者本身就患有口腔疾病，比如牙周病或龋齿，建议在术前先做口腔治疗。

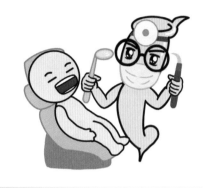

术前
准备篇

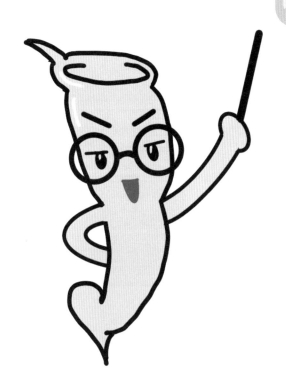

带你了解术前检查那些事儿（一）

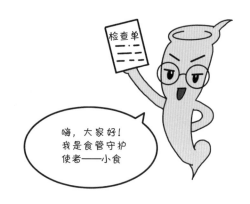

嗨，大家好！我是食管守护使者——小食

术前化验检查

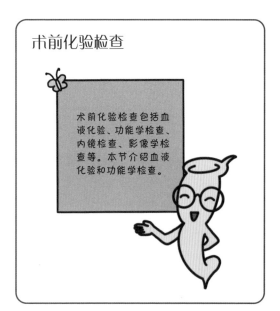

术前化验检查包括血液化验、功能学检查、内镜检查、影像学检查等。本节介绍血液化验和功能学检查。

一、血液化验

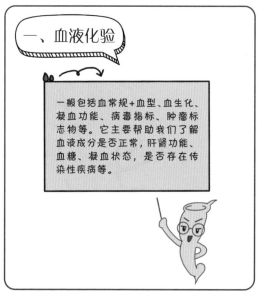

一般包括血常规+血型、血生化、凝血功能、病毒指标、肿瘤标志物等。它主要帮助我们了解血液成分是否正常，肝肾功能、血糖、凝血状态，是否存在传染性疾病等。

1. 采血前的准备

一般是早晨空腹采血，抽血前8小时需禁食。

抽血前一天不宜进食过于油腻或者高蛋白的食物，不宜饮酒，不宜剧烈运动。

2. 采血后的注意事项

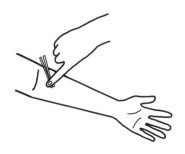

采血后注意按压穿刺点3—5分钟，直至不出血。

对于正常的化验检查，采血不会导致贫血。因为人体内的骨髓是个巨大的造血系统，时时刻刻都在不断地产生红细胞，维持血液的新陈代谢，所以不需要额外补充营养，注意膳食平衡即可。

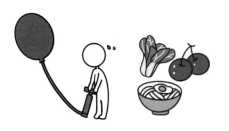

二、功能学检查

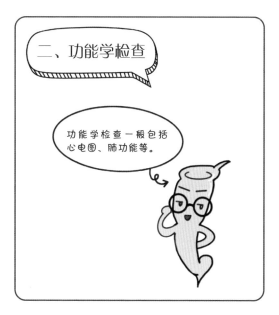

功能学检查一般包括心电图、肺功能等。

1. 心电图检查

心电图检查可以看到心脏跳动的频率，心脏跳动的节律。术前通常要按常规做心电图，可作为能否耐受手术的依据，也可在发生围手术期心脏并发症时作为基础，为下一步的治疗提供依据。

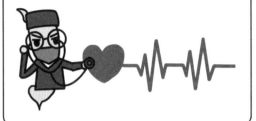

检查前需穿较宽松的衣物。如服用心脏药物，需提前向医生说明，遵医嘱停药。

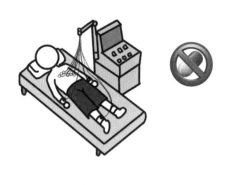

2. 肺功能检查

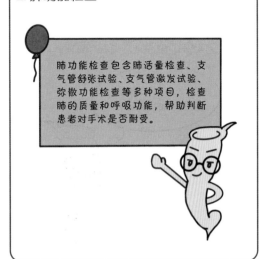

肺功能检查包含肺活量检查、支气管舒张试验、支气管激发试验、弥散功能检查等多种项目，检查肺的质量和呼吸功能，帮助判断患者对手术是否耐受。

检查时需按医生要求进行呼气和吸气动作。当医生让用力呼气或吸气时，要尽自己最大努力呼气或吸气。检查时不要用鼻子呼吸，以免影响检查结果。

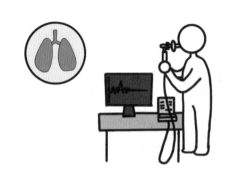

做肺功能检查前禁忌剧烈运动，禁烟、咖啡、浓茶等；如用止喘药，检查前要停止用药。

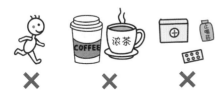

禁 气胸、心功能不全、肺结核、脑梗、咯血、发热、剧烈咳嗽者禁忌做肺功能检查。

其他检查项目
下节再讲！

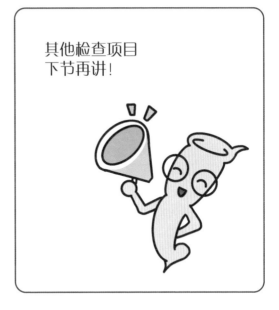

带你了解术前检查那些事儿（二）

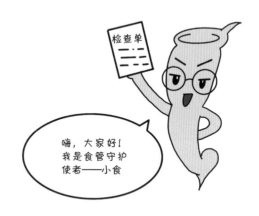

嗨，大家好！我是食管守护使者——小食

术前化验检查

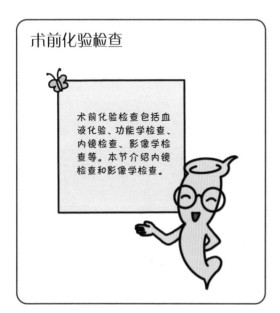

术前化验检查包括血液化验、功能学检查、内镜检查、影像学检查等。本节介绍内镜检查和影像学检查。

一、内镜检查

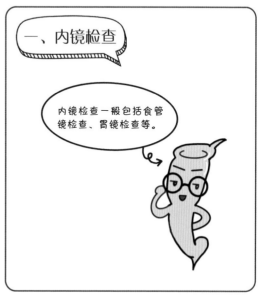

内镜检查一般包括食管镜检查、胃镜检查等。

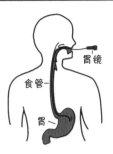

食管镜检查、胃镜检查是将一根带有摄像头的导管经口或鼻进入食管、胃中，从而对整个腔内进行观察。一方面可以明确是否有食管、胃内膜的病变，病变的位置、大小、形状等；另一方面可以取局部的组织做病理活检，明确病变性质。

食管镜检查、胃镜检查注意事项

检查前需禁食、水 6 小时以上。

糖尿病患者同时停用清晨降糖药。

既往有慢性疾病（高血压、心脏病、慢阻肺等）需正常服药，小口水送服，并应向操作医生说明病情。

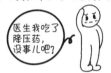

医生我吃了降压药，没事儿吧？

没事儿，可以吃。

取下义齿及贵重物品，需有家属陪同前往检查。

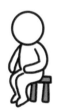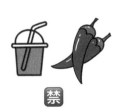

检查后需休息半小时，无不适后方可离开。2 小时内禁食、水，2 小时后禁辛辣刺激性食物。

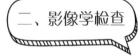

二、影像学检查

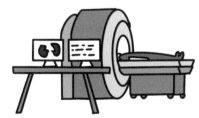

CT，即电子计算机断层扫描，是影像学检查的一种，它具有灵敏度高、扫描时间快、图像清晰等特点，易观察局部的细小病变，可观察病变的大小、形状，用于多种疾病的辅助诊断。

CT 检查注意事项

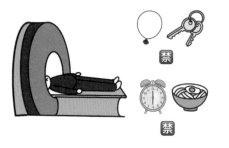

禁带金属物品，检查前 6 小时禁食，检查时身心放松，保持不动，以确保图像清晰度。

术前检查讲完啦！
大家记住了吗？

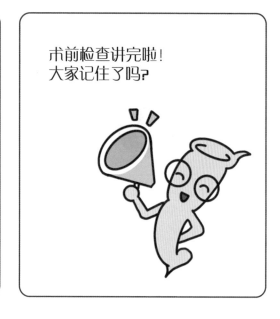

静脉抽血知多少

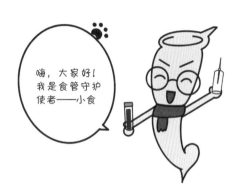

嗨，大家好！我是食管守护使者——小食

一、静脉抽血的目的

1. 协助诊断与治疗。

2. 调整治疗的方案。

3. 手术前配血。

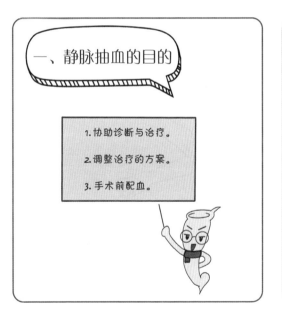

二、抽血前的准备

严格遵守医务人员的嘱咐，如禁食、水。

穿宽松的衣物。

抽血前30分钟内勿剧烈活动。

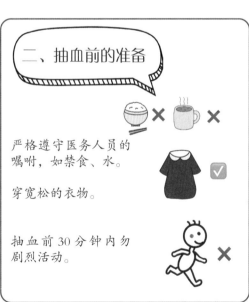

三、告知医护人员

乳胶过敏。

碘伏、酒精过敏史。

晕血史。

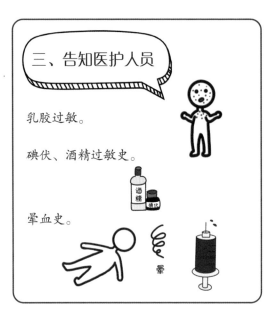

四、抽血部位

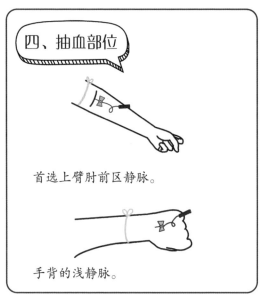

首选上臂肘前区静脉。

手背的浅静脉。

五、血管条件不好

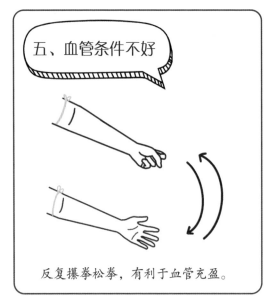

反复攥拳松拳，有利于血管充盈。

六、抽血后按压方法

垂直按压 5 分钟。

✅

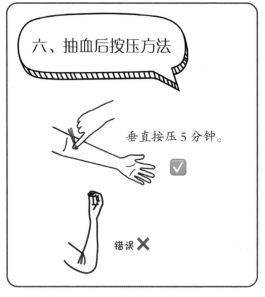

错误 ✖

七、抽血后洗澡时间

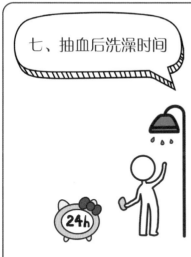

抽血 24 小时后可以淋浴。

八、抽血后血肿或淤青

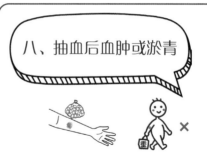

24 小时内冷敷止血，每次不能超过 30 分钟。防止冻伤，避免提重物。

24 小时后热敷，不能超过 30 分钟，防止低温烫伤。

什么是术前配血

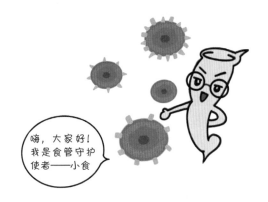

嗨，大家好！我是食管守护使者——小食

一、什么是术前配血

配血是手术前的重要环节之一。配血的目的是在手术过程中及时补充失血，保证手术的顺利进行。

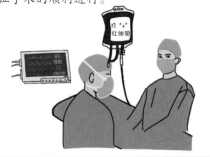

为了保证手术过程中患者的安全，医生需要为患者提前在输血科预约红细胞和血浆。如果手术过程顺利，大多数患者不需要输血。

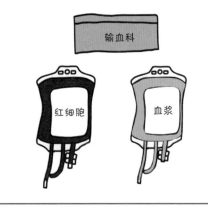

二、配血时间

手术前一日，护士会到病房为患者抽取静脉血约 4 毫升。采血成功后，护士会将血标本和输血申请单一起送至输血科，做血型鉴定和交叉配血试验。

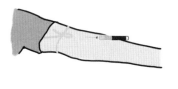

三、什么是交叉配血试验

交叉配血试验是在血型鉴定和抗体筛查的基础上，进一步检查受血者和供血者血液中是否含有不相配合的抗原、抗体成分的试验。

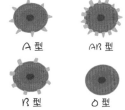

A 型　　　AB 型

B 型　　　O 型

将献血者的红细胞和血清分别与受血者的红细胞和血清按照一定反应比例进行混合，观察有无凝集反应，从而判断能否输血，以保证受血者的输血安全。

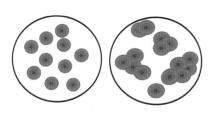

输血时不仅要鉴定 ABO 血型和 Rh 血型，而且输入同型血，或受血者再次接受同一供血者的血液，都必须做交叉配血试验。

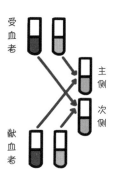

受血者　　主侧

　　　　　次侧

献血者

四、注意事项

采血前，无须空腹，可正常吃早饭；避免剧烈运动；禁止饮酒、吸烟。

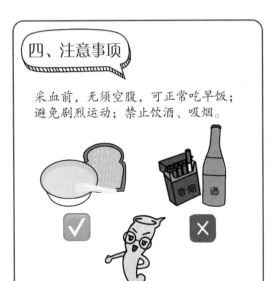

采血时，保持身体放松，避免过度紧张。
采血后，顺血管方向按压穿刺点约5分钟，直至不出血为止，切勿曲肘按压，以免出血、淤血。

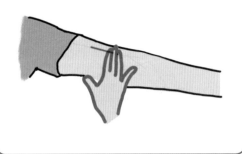

手术前，患者需要做哪些准备

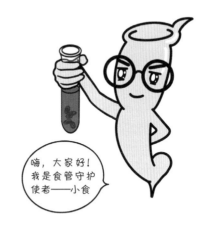

嗨，大家好！我是食管守护使者——小食

一、心理准备

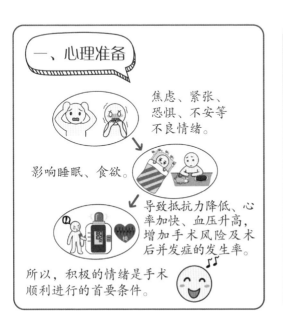

焦虑、紧张、恐惧、不安等不良情绪。

影响睡眠、食欲。

导致抵抗力降低、心率加快、血压升高，增加手术风险及术后并发症的发生率。

所以，积极的情绪是手术顺利进行的首要条件。

二、呼吸道准备

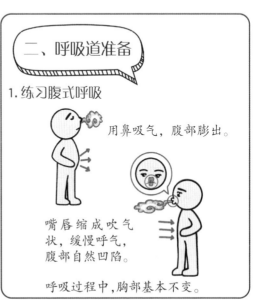

1.练习腹式呼吸

用鼻吸气，腹部膨出。

嘴唇缩成吹气状，缓慢呼气，腹部自然凹陷。

呼吸过程中，胸部基本不变。

2.练习有效咳嗽

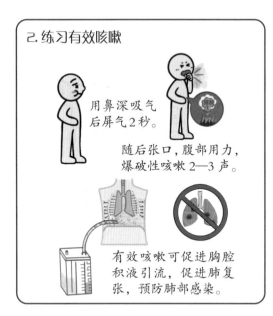

用鼻深吸气后屏气2秒。

随后张口，腹部用力，爆破性咳嗽2—3声。

有效咳嗽可促进胸腔积液引流，促进肺复张，预防肺部感染。

三、配血

术前一天采血标本，送输血科做交叉配血试验，保证输血安全。

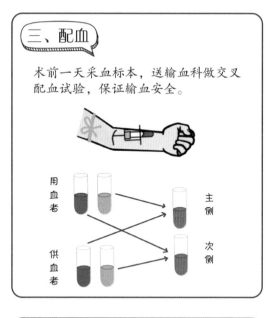

四、胃肠道准备

术前一天只吃清淡、无渣、易消化的食物，如粥、蛋羹、软面条、牛奶、豆浆、果蔬汁等，不吃菜叶及肉。

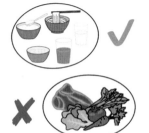

如需口服和爽，请于下午4点，将一袋和爽溶入1000毫升温水，一小时内喝完。服用过程中务必来回走动，促进术后肠道功能的恢复，避免肠内容物感染手术区域。

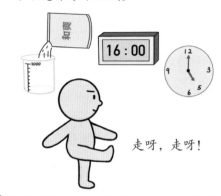

走呀，走呀！

晚上 8 点以后禁食，12 点以后禁水，排空胃内容物，避免术中、术后呕吐，造成误吸。

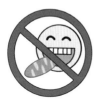

20 : 00   **00 : 00**

五、皮肤准备

术前一日

洗澡、洗头，预防术后切口感染；剃须，便于固定气管插管。

手术当日

修剪指甲，不化妆，不涂指甲油，有助于术中监测血氧、观察末梢循环情况。

六、服饰准备

手术当日，取下活动性假牙、假发、手表、饰品等，光身穿病号服。

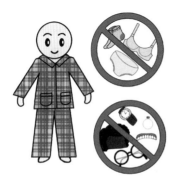

手术日，患者需要做什么

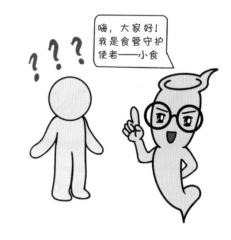

嗨，大家好！我是食管守护使者——小食

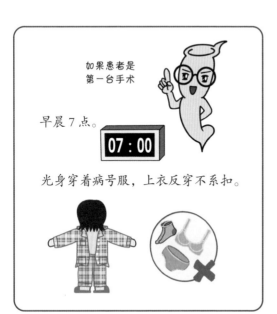

如果患者是第一台手术

早晨7点。 07:00

光身穿着病号服，上衣反穿不系扣。

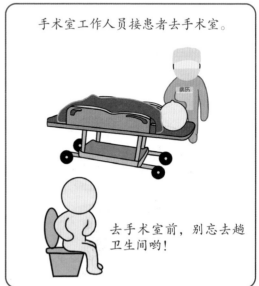

手术室工作人员接患者去手术室。

去手术室前，别忘去趟卫生间哟！

如果患者不是早晨第一台手术，护士会为其输液，等待手术室通知手术时间。

等待……

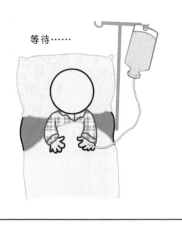

手术前为什么要输液？

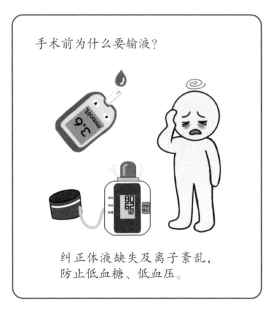

纠正体液缺失及离子紊乱，防止低血糖、低血压。

等待手术的过程中口渴怎么办？

医生，我口渴

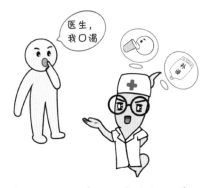

告知医护人员，医生会根据情况判断是否需要增加输液量。可漱口，切记不要咽下。

手术室

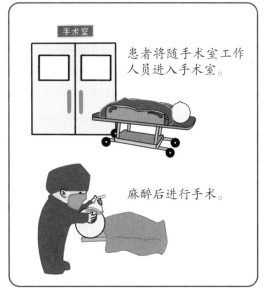

患者将随手术室工作人员进入手术室。

麻醉后进行手术。

手术结束后，患者被推入麻醉恢复室观察。待患者完全清醒、生命体征平稳后，工作人员会送患者回到病房。

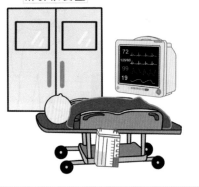

您放心，每个环节都会有医护人员陪伴。

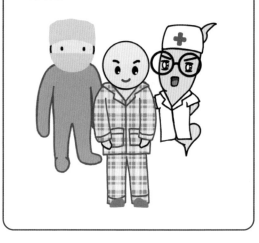

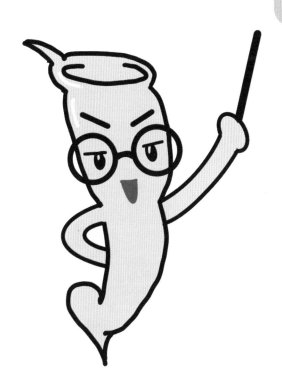

围手术期
护理篇

什么是加速康复外科

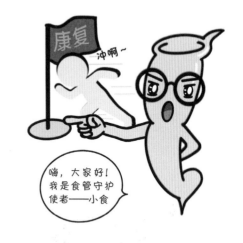

嗨，大家好！
我是食管守护
使者——小食

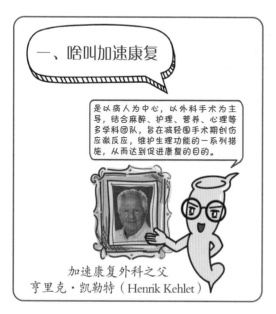

一、啥叫加速康复

是以病人为中心，以外科手术为主导，结合麻醉、护理、营养、心理等多学科团队，旨在减轻围手术期创伤应激反应，维护生理功能的一系列措施，从而达到促进康复的目的。

加速康复外科之父
亨里克·凯勒特（Henrik Kehlet）

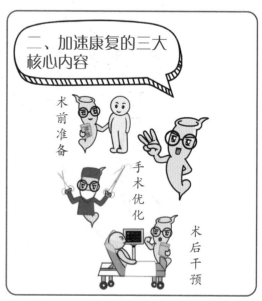

二、加速康复的三大核心内容

术前准备

手术优化

术后干预

1. 术前准备

（1）确定手术指征，评估营养、呼吸道等情况，给予相应处理。

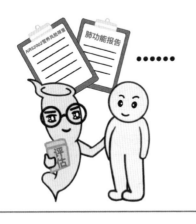

（2）教会患者腹式呼吸、咳嗽咳痰、保护伤口的方法；给予心理护理，减少焦虑和紧张，取得患者配合；患者遵医嘱进行肠道准备及各种营养剂补充。

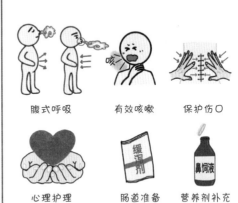

腹式呼吸　　有效咳嗽　　保护伤口

心理护理　　肠道准备　　营养剂补充

2. 手术优化

胸腹腔镜手术时，手术切口最小化，恢复更快。术中避免低温，是加速康复的重要措施。低温可加剧术后应激反应。

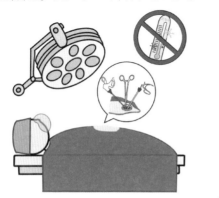

3. 术后干预

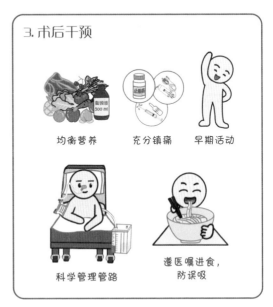

均衡营养　　充分镇痛　　早期活动

科学管理管路　　遵医嘱进食，防误吸

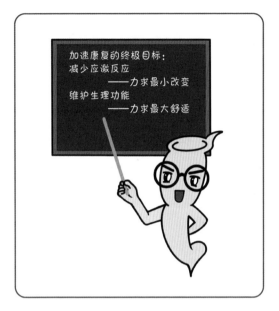

加速康复的终极目标：
减少应激反应
————力求最小改变
维护生理功能
————力求最大舒适

快速康复是一场攻坚战，医护人员与您携手共渡难关。

三、免管免禁与加速康复

在医生的带领下做到了

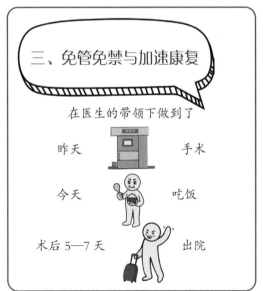

昨天　　　手术

今天　　　吃饭

术后5—7天　　出院

四、加速康复的三大要素

营养，活动，镇痛，实现缩短患者住院时间，降低患者再入院风险，降低死亡率与并发症发生概率。

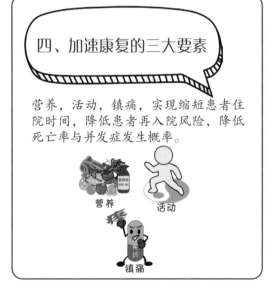

营养　　活动

镇痛

如何发现并处理低血糖

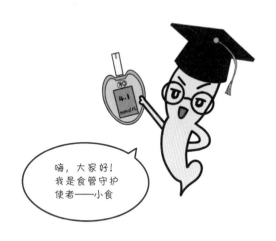

嗨,大家好!
我是食管守护
使者——小食

一、低血糖有哪些表现

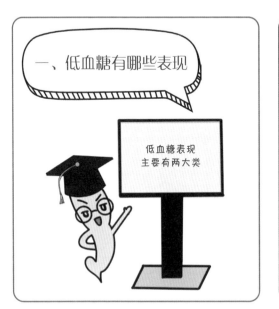

低血糖表现
主要有两大类

1.第一类是交感神经兴奋

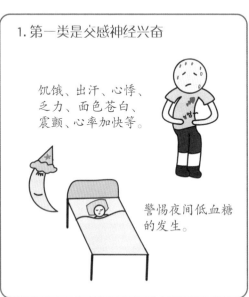

饥饿、出汗、心悸、
乏力、面色苍白、
震颤、心率加快等。

警惕夜间低血糖
的发生。

2.第二类是中枢神经症状

初期头晕、嗜睡、精神不集中、思维和语言迟钝、视物不清、步态不稳。

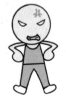

后期可有幻觉、躁动、易怒、认知障碍。

持续 6 小时以上的严重低血糖常导致永久性脑损伤。

二、如何发现低血糖

糖尿病患者定时监测血糖是发现低血糖的关键。

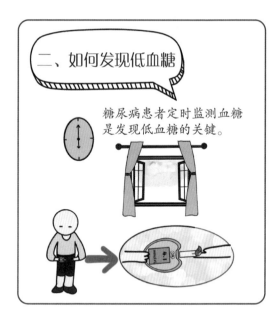

三、如何处理低血糖

立即进食含糖食物。

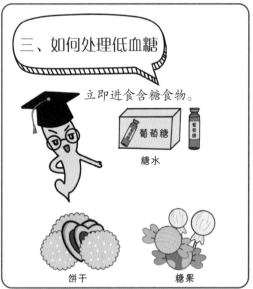

葡萄糖

糖水

饼干   糖果

严重者应迅速联系医护人员，建立静脉通路，静滴 5%—10% 葡萄糖，并严密监测，严禁下床活动。

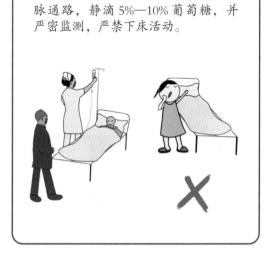

记录患者的饮食及运动情况、低血糖症状的时间、类型和持续时间，进行分析，预防低血糖。

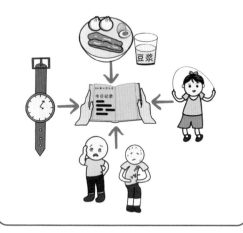

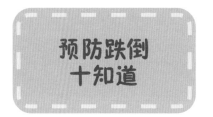

预防跌倒
十知道

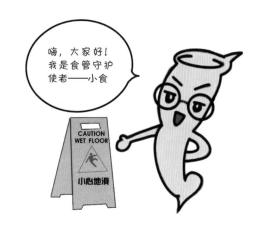

嗨，大家好！
我是食管守护
使者——小食

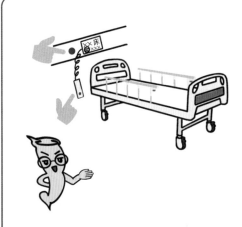

1. 根据患者的身高调整床的高度，患者任何时间需要协助，都可按呼叫器。

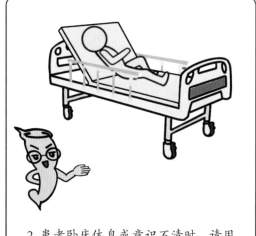

2. 患者卧床休息或意识不清时，请用床栏保护。

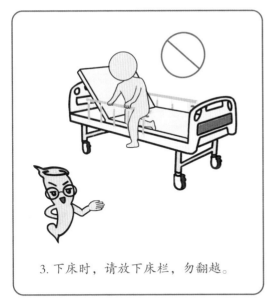

3. 下床时，请放下床栏，勿翻越。

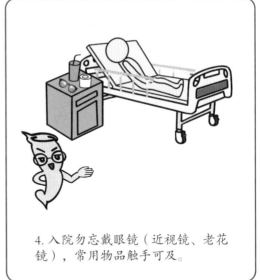

4. 入院勿忘戴眼镜（近视镜、老花镜），常用物品触手可及。

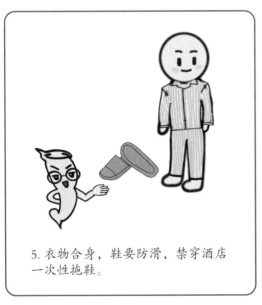

5. 衣物合身，鞋要防滑，禁穿酒店一次性拖鞋。

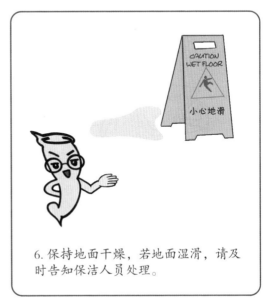

6. 保持地面干燥，若地面湿滑，请及时告知保洁人员处理。

7. 保持过道通畅，床旁不放多余物品，夜间下床使用床头灯照明。

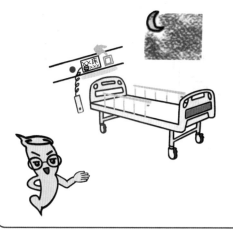

8. 服用安眠药后，不再下地活动，用利尿药、降压药、止痛药后，也要提高警惕。

"下床三步曲"
（1）缓慢坐起，休息 30 秒。

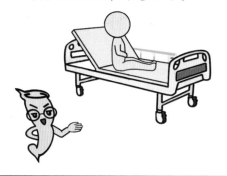

（2）坐在床边休息 30 秒。

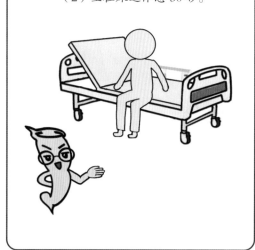

（3）在家属搀扶下，在床旁活动。

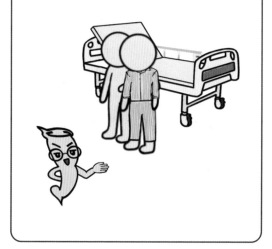

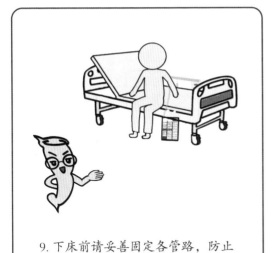

9. 下床前请妥善固定各管路，防止管路过长被绊倒。

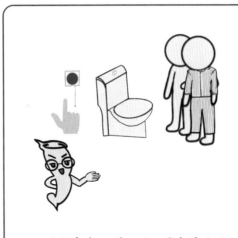

10. 跌倒高危人群如厕，需家属陪同，遇到紧急情况请按卫生间呼叫器。

免疫检查点抑制剂相关不良反应

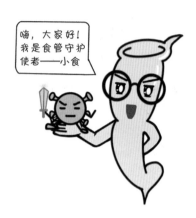

嗨，大家好！
我是食管守护
使者——小食

一、什么是"免疫治疗"

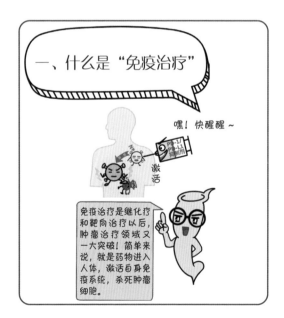

嘿！快醒醒~

免疫治疗是继化疗
和靶向治疗以后，
肿瘤治疗领域又
一大突破！简单来
说，就是药物进入
人体，激活自身免
疫系统，杀死肿瘤
细胞。

免疫治疗的方法有很多，目前临床使
用最多的是免疫检查点抑制剂，主要
包括 PD-1 抑制剂和 PD-L1 抑制剂。

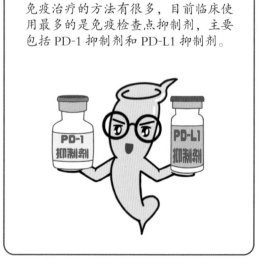

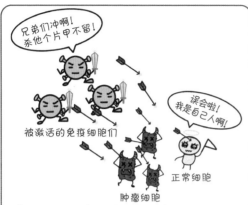

被激活的免疫细胞们

正常细胞

肿瘤细胞

在这场与肿瘤细胞的战斗中，免疫细胞偶尔也会误伤到我们的正常细胞，如甲状腺、肺部、肝脏、皮肤、肠道等，这时就有可能出现我们所说的免疫治疗相关不良反应。

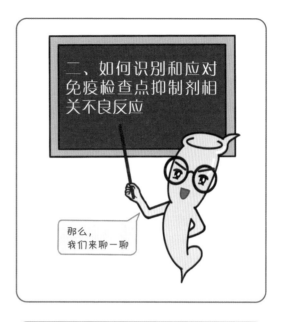

二、如何识别和应对免疫检查点抑制剂相关不良反应

那么，我们来聊一聊

1. 乏力

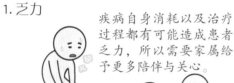

疾病自身消耗以及治疗过程都有可能造成患者乏力，所以需要家属给予更多陪伴与关心。

听听音乐也是不错的选择。

如果体力允许，还可以进行适当的锻炼，如散步、打太极拳等。每天的活动量要循序渐进，量力而为。

2. 发热

如果发热，体温 ≤ 37.5℃，患者可以多喝水，保持衣物、床单干燥，使用物理降温（冰袋、退热贴）。如果只是单纯发热，还可以适当使用退热药物。

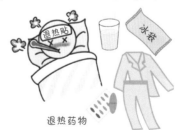

退热药物

引起发热的原因有很多。
当出现发热症状时，请及时到医院就医。

3. 皮肤方面

皮肤毒性通常发生在治疗的早期（几天或几周后），表现为皮疹、瘙痒，也可能延迟至治疗数月后。

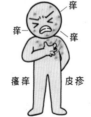

多数可以通过局部使用润肤剂、口服抗组胺药或糖皮质激素，适当干预而不影响免疫检查点抑制剂的继续使用。

部分患者可发展为出现大疱性皮炎等严重的不良反应，需紧急进行皮肤科会诊甚至住院治疗。

4. 肠道方面

关注每日大便的次数、便量及形态。

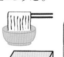
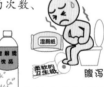

如果出现轻度腹泻，宜进食清淡易消化的食物，用软（湿）厕纸，可适当服用电解质饮品及止泻药。
忌食用高纤维促消化的食物。

如果出现腹胀、腹痛、腹泻等症状，请及时就医。

5. 肝脏方面

定期化验肝功能，监测肝脏是否有损伤。

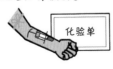

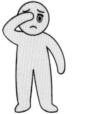

皮肤和（或）巩膜黄疸

尿色加深、白色大便

嗜睡

当出现皮肤和（或）巩膜黄疸、白色大便、尿色加深、嗜睡等症状，提示肝脏功能可能受损，请及时就医。

6. 甲状腺方面

甲状腺功能亢进时

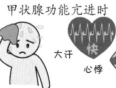
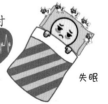

大汗　　心悸　　失眠

甲状腺功能减退时

畏寒　　　食欲减退

如果出现心悸、大汗、失眠、畏寒、食欲减退等症状，请及时就医，不要擅自停药。

7. 肺部方面

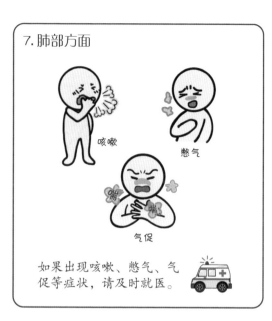

咳嗽

憋气

气促

如果出现咳嗽、憋气、气促等症状，请及时就医。

8. 心脏方面

心脏毒性主要有心肌炎、心包炎和其他心血管异常，发生率很低，但是心肌炎等不良反应致死率很高。

胸痛

心悸
心律不齐

衰竭
心衰

主要表现为：胸痛、呼吸急促、肺水肿、心悸、心律不齐、急性心衰和心电图提示传导阻滞等。

一旦有疑似免疫检查点抑制剂相关的心脏毒性症状，一定及时就医。

免疫检查点抑制剂相关不良反应的表现有很多，除了以上几方面，还有血糖异常、类风湿性关节炎、肌痛、视力改变、肌酐升高等表现，非专业人士无法判定其严重性与疾病转归。因此，一旦您开始进行免疫治疗，出现任何不适症状都应与主治医生联系，不要自行用药处理。

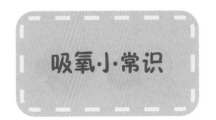

吸氧·小·常识

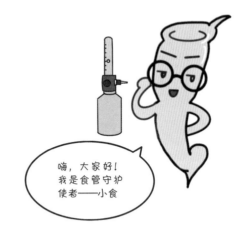

嗨，大家好！我是食管守护使者——小食

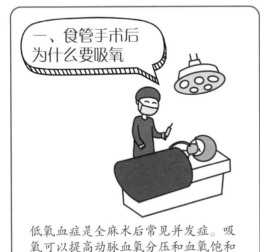

一、食管手术后为什么要吸氧

低氧血症是全麻术后常见并发症。吸氧可以提高动脉血氧分压和血氧饱和度，预防或纠正低氧血症，使机体尽快康复。患者需遵医嘱吸氧。

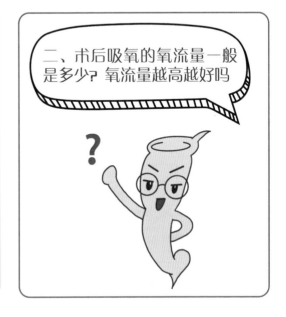

二、术后吸氧的氧流量一般是多少？氧流量越高越好吗

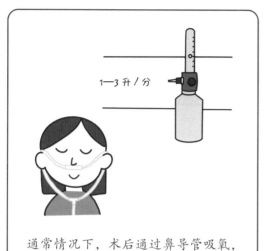

通常情况下，术后通过鼻导管吸氧，氧流量为1—3升/分。

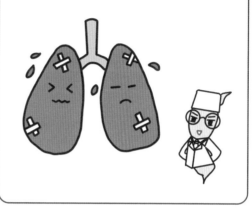

氧流量不是越高越好。氧流量过高，缺氧反射性刺激呼吸的作用消失，会导致呼吸抑制，还可能引起呼吸道干燥、氧中毒等情况。

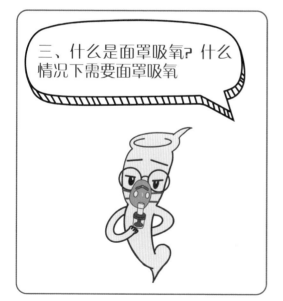

三、什么是面罩吸氧？什么情况下需要面罩吸氧

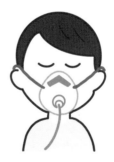

面罩吸氧就是将面罩置于患者的口鼻部给氧。常用于张口呼吸的患者、血氧低需要高流量吸氧的患者。不正确的面罩吸氧可引起呼吸性酸中毒，因此要严格遵医嘱。

四、吸氧时可以吃饭、喝水吗

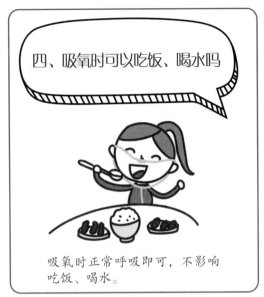

吸氧时正常呼吸即可，不影响吃饭、喝水。

五、吸氧时需要注意些什么

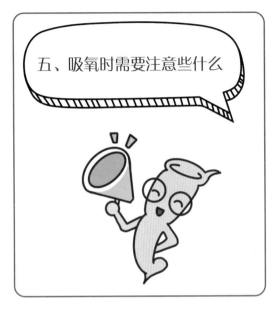

室内严禁火源，病房床头气体带严禁电器充电。

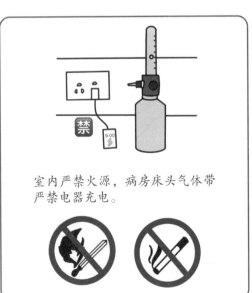

吸氧导管使用前先检查是否通畅，管内是否有液体残留，以防液体吸入鼻腔，引起呛咳。

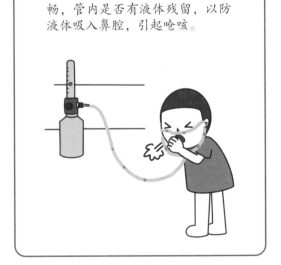

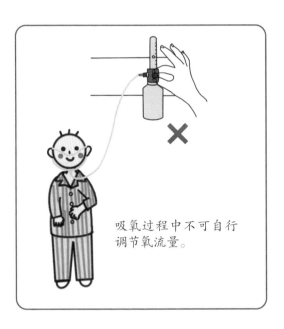

吸氧过程中不可自行
调节氧流量。

食管癌术后体位——保功能、确安全、求舒适

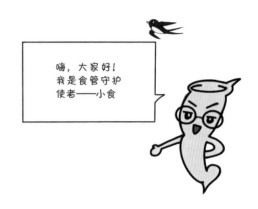

嗨，大家好！我是食管守护使者——小食

食管癌术后应保持什么体位

30度—45度角半卧位。由于术后生理结构的改变，胃提入胸腔代替食管，为了避免反流，患者需一直保持半卧位。

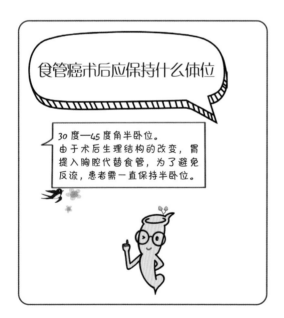

1. 术后回到病房：半卧位

半卧位还可使膈肌下降，利于呼吸，利于胸腔积液引流。

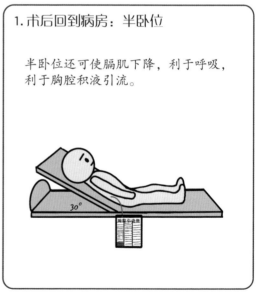

30°

2.雾化吸入：半坐位

半坐位利于深呼吸，使呼吸道充分吸收药液。

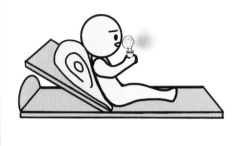

3.咳嗽、咳痰：端坐位

端坐位利于腹式呼吸，用腹部的力量，用力咳出痰液。

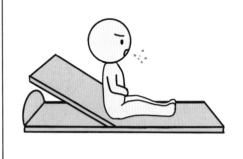

4.进食、鼻饲：端坐位或半坐位

端坐位或半坐位，可有效预防反流，避免呛咳，防止误吸。

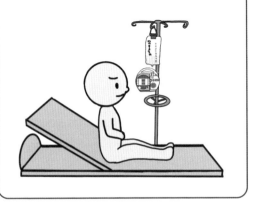

5.睡眠、休息：半卧位

半卧位，抬高床头，呈30度—45度角。禁平卧位，睡眠时也要防止胃肠内食物反流，防止误吸。

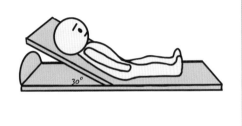

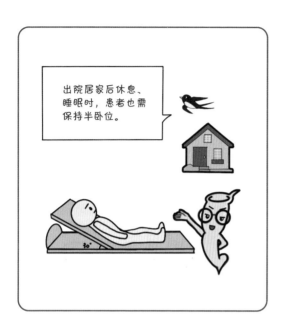

如何应对食管癌术后反流

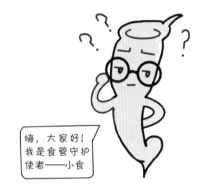

嗨，大家好！
我是食管守护
使者——小食

一、什么是反流

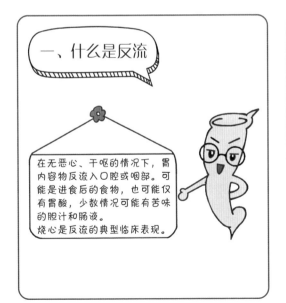

在无恶心、干呕的情况下，胃内容物反流入口腔或咽部。可能是进食后的食物，也可能仅有胃酸，少数情况可能有苦味的胆汁和肠液。
烧心是反流的典型临床表现。

二、食管癌术后为何会出现胃酸

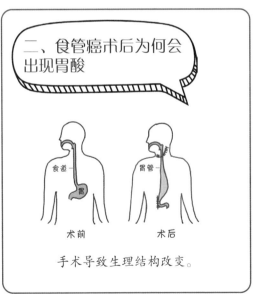

食道

胃管

胃

术前　　　　术后

手术导致生理结构改变。

残胃排空障碍。

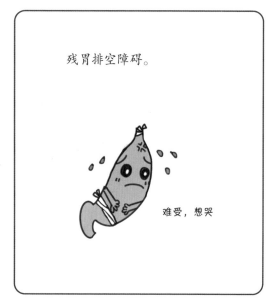

难受，想哭

三、反流的危害

引起误吸，导致吸入性肺炎。

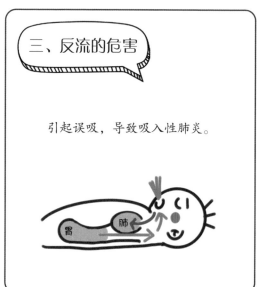

刺激咳嗽。

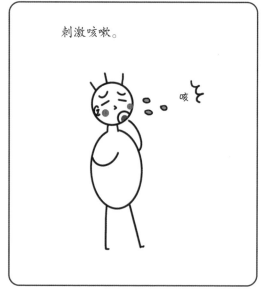

反复发作影响生活质量。

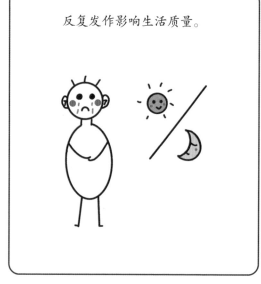

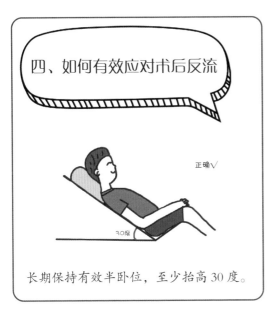

四、如何有效应对术后反流

正确 √

30度

长期保持有效半卧位，至少抬高 30 度。

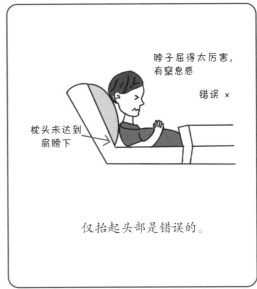

脖子屈得太厉害，有窒息感

错误 ×

枕头未达到肩膀下

仅抬起头部是错误的。

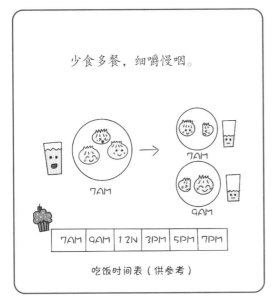

少食多餐，细嚼慢咽。

7AM

7AM

9AM

7AM	9AM	12N	3PM	5PM	7PM

吃饭时间表（供参考）

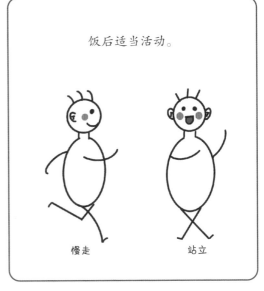

饭后适当活动。

慢走

站立

适当用药。

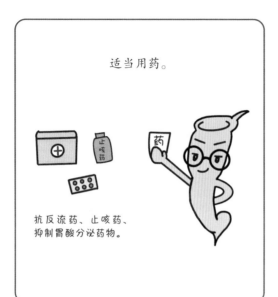

抗反流药、止咳药、
抑制胃酸分泌药物。

反酸严重，无法进食，伴发热症状，
要及时就医。

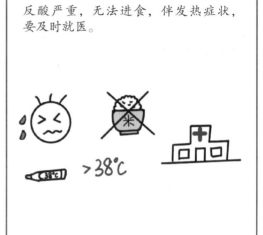

>38°C

食管癌术后胃肠内的"出路"和"入路"

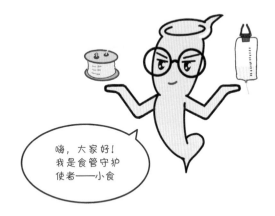

嗨，大家好！
我是食管守护
使者——小食

食管癌手术后患者鼻腔内通常会有一粗一细两根硅胶软管，分别为"出路"和"入路"两种功能。
粗管为胃肠减压管，即"出路"，简称胃管。
细管为肠内营养管，即"入路"，简称营养管。

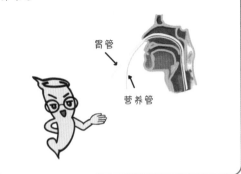

胃管是由鼻孔插入，经咽部，通过食管到达胃部，需要时外端连接负压引流器。
营养管由鼻孔插入，经咽部、食管、胃，到达十二指肠。

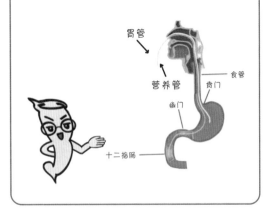

胃管留置期间要保持通畅，管路避免打折，负压引流器遵医嘱维持有效负压状态。

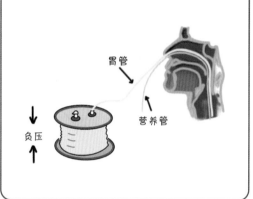

术后留置胃管的目的是在负压作用下引流出胃内液体及气体，以降低吻合口张力，缓解腹胀症状，同时便于观察胃液的量与性质。

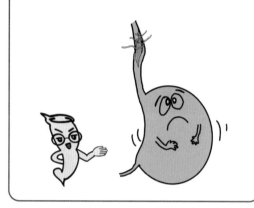

一般术后胃管留置7天左右，其间会有些异物感刺激咽部。要固定好胃管，避免自行拔除或脱落。尤其是夜间深睡眠时更要妥善保护。

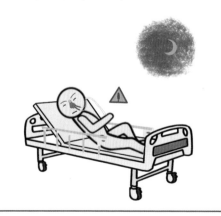

营养管是食管癌术后不能经口进食期间运送肠内营养液的通路，营养液可绕过食管、胃，直达十二指肠，利于吸收、保证营养，并避免刺激，影响食管、胃吻合口。

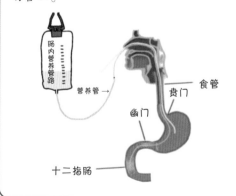

肠内营养管是重要的营养运送要道。营养管管腔较细，容易扭曲、折叠、堵塞。使用过程中，药物应充分研磨、溶解，黏稠的营养液可加少量水稀释，并且每4—6小时用40毫升温水冲洗管道。

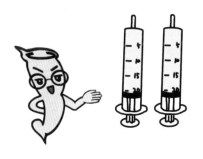

置胃管和营养管后要妥善固定，通常用Y字形宽胶布同时固定胃管及营养管，它可防止管路移位，降低皮肤黏膜受损的概率，提高舒适度。如果鼻贴出现卷边、松动、不服帖等脱落的迹象，要随时更换。

← 丫字形鼻贴

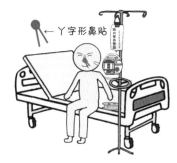

卧床期间，可将胃肠减压引流器用别针固定于床单上；外出散步或检查时，将引流器用别针固定于病号服上，保持通畅即可。

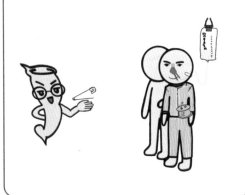

食管癌术后，关于鼻饲那些事儿

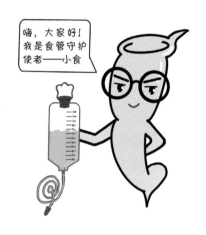

嗨，大家好！我是食管守护使者——小食

一、什么是鼻饲

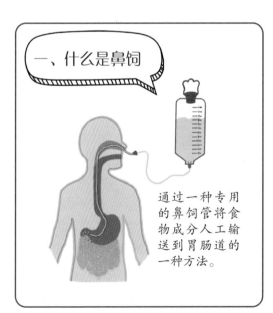

通过一种专用的鼻饲管将食物成分人工输送到胃肠道的一种方法。

二、鼻饲液温度的选择

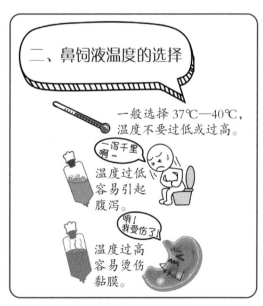

一般选择 37℃—40℃，温度不要过低或过高。

一泻千里
啊~
温度过低容易引起腹泻。

啊！我受伤了
温度过高容易烫伤黏膜。

三、鼻饲速度的选择

起始速度为 20—50 毫升 / 小时，一般不超过 125 毫升 / 小时。根据个体差异调节速度。

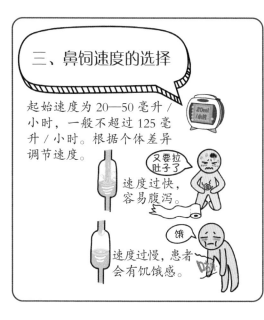

速度过快，容易腹泻。

速度过慢，患者会有饥饿感。

四、鼻饲液总量

鼻饲液总量一般为每天 1500—2000 毫升。具体情况因人而异。

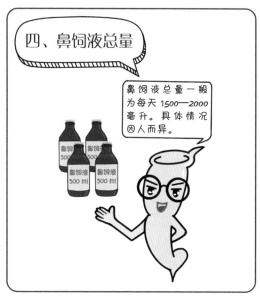

五、鼻饲液开启后的有效期

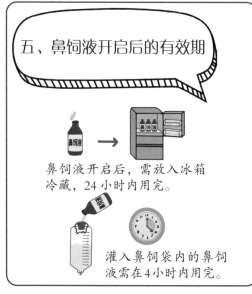

鼻饲液开启后，需放入冰箱冷藏，24 小时内用完。

灌入鼻饲袋内的鼻饲液需在 4 小时内用完。

六、鼻饲时体位的选择

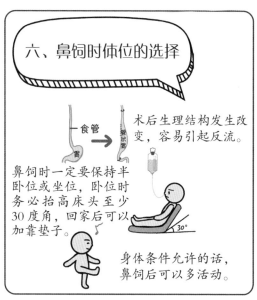

术后生理结构发生改变，容易引起反流。

鼻饲时一定要保持半卧位或坐位，卧位时务必抬高床头至少 30 度角，回家后可以加靠垫子。

身体条件允许的话，鼻饲后可以多活动。

七、如何维护鼻饲管路

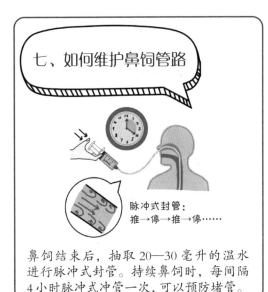

脉冲式封管:
推→停→推→停……

鼻饲结束后,抽取 20—30 毫升的温水进行脉冲式封管。持续鼻饲时,每间隔 4 小时脉冲式冲管一次,可以预防堵管。

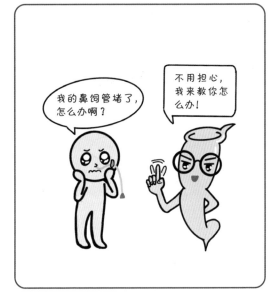

八、鼻饲管堵塞后如何处理

1. 可往管路里注射 20 毫升左右的可乐。

2. 夹闭 30 分钟。

3. 再用 5 毫升注射器抽取温水,反复冲洗鼻饲管。

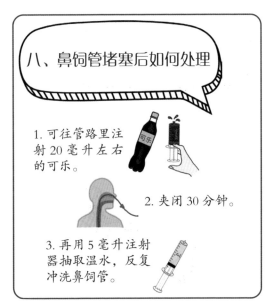

九、鼻饲管的固定

鼻腔
务必中空于鼻腔。

粘贴在鼻部的胶布务必无张力粘贴,预防鼻黏膜损伤。

无张力粘贴:
粘贴时对胶布不施加任何拉力,避免胶布紧绷。

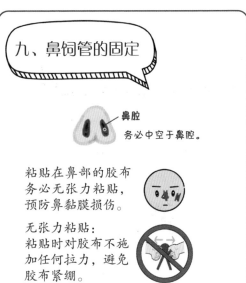

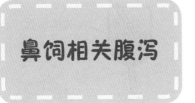

鼻饲相关腹泻

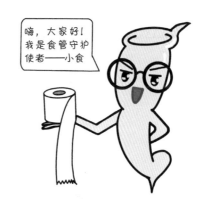

嗨，大家好！我是食管守护使者——小食

一、什么是鼻饲

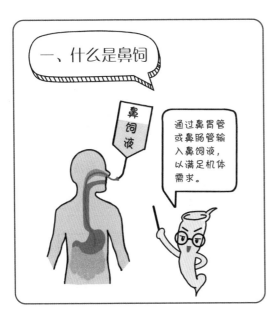

鼻饲液

通过鼻胃管或鼻肠管输入鼻饲液，以满足机体需求。

二、什么是鼻饲相关腹泻

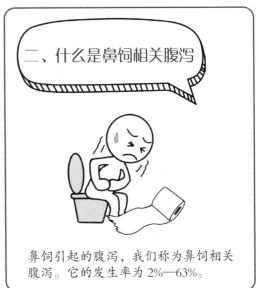

鼻饲引起的腹泻，我们称为鼻饲相关腹泻。它的发生率为 2%—63%。

三、引起腹泻的因素有哪些呢

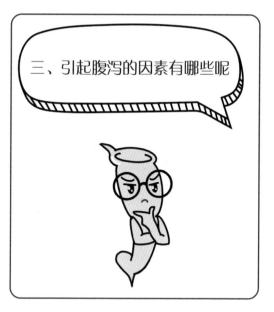

1. 输入方法

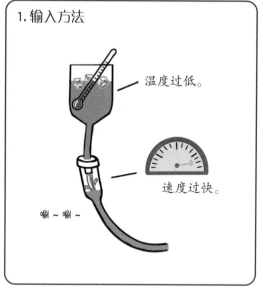

温度过低。

速度过快。

唰～唰～

2. 鼻饲液因素

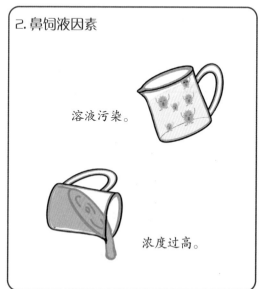

溶液污染。

浓度过高。

3. 患者因素

服用降压药、抗生素或含镁抗酸药物。

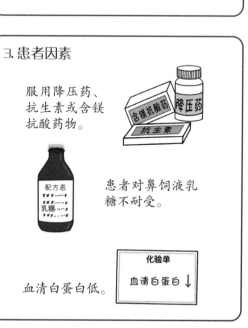

含镁抗酸药

降压药

抗生素

配方表
乳糖

患者对鼻饲液乳糖不耐受。

血清白蛋白低。

化验单
血清白蛋白↓

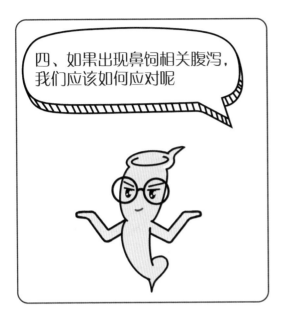

四、如果出现鼻饲相关腹泻，我们应该如何应对呢

1. 速度

开始 20—50 毫升 / 小时，根据自身情况调节。

由慢到快，循序渐进。

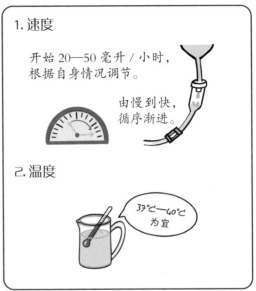

2. 温度

37℃—40℃ 为宜

温馨提示

鼻饲泵匀速、恒温地滴注，对降低腹泻的发生率也有一定作用哟！

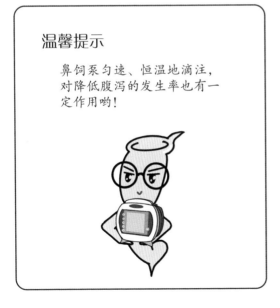

3. 其他措施

开始鼻饲前先洗手。

鼻饲液开启后，需放冰箱冷藏，24小时内用完。

灌入鼻饲袋内的鼻饲液需在 4 小时内用完。

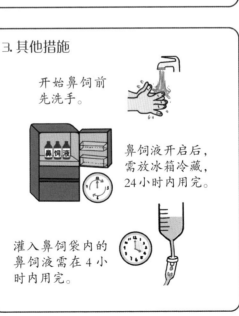

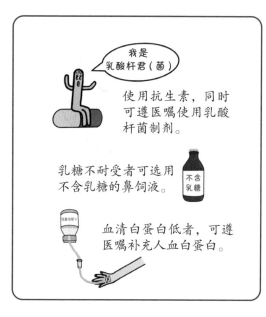

我是
乳酸杆君（菌）

使用抗生素，同时可遵医嘱使用乳酸杆菌制剂。

不含乳糖

乳糖不耐受者可选用不含乳糖的鼻饲液。

血清白蛋白低者，可遵医嘱补充人血白蛋白。

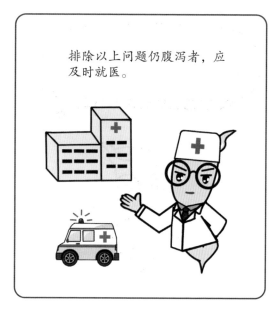

排除以上问题仍腹泻者，应及时就医。

食管癌术后发热怎么办

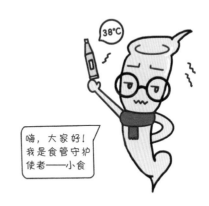

嗨，大家好！
我是食管守护
使者——小食

一、食管癌术后发热的常见原因

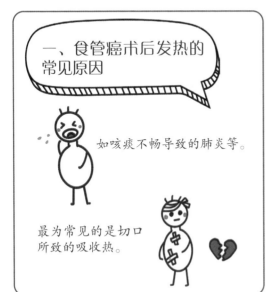

如咳痰不畅导致的肺炎等。

最为常见的是切口所致的吸收热。

二、什么是吸收热呢

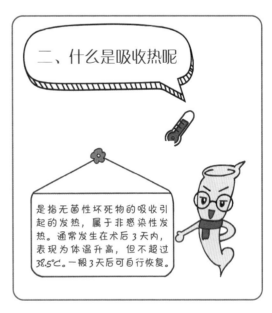

是指无菌性坏死物的吸收引起的发热，属于非感染性发热。通常发生在术后3天内，表现为体温升高，但不超过38.5℃。一般3天后可自行恢复。

三、常用的降温方法

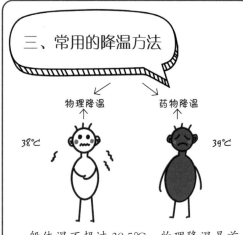

物理降温　　药物降温

38℃　　　39℃

一般体温不超过 38.5℃，物理降温是首选的治疗方法。通常体温高于 38.5℃ 时才用药物降温。

四、常用的物理降温方法

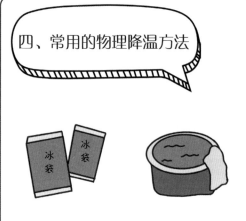

局部冷疗，如使用冰袋；全身冷疗，如温水擦浴。

五、物理降温的时间

物理降温的时间要求为持续 20—30 分钟。

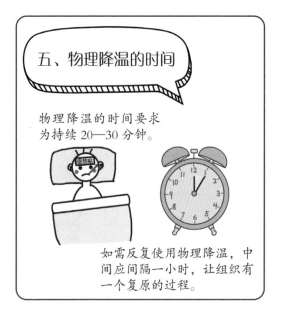

如需反复使用物理降温，中间应间隔一小时，让组织有一个复原的过程。

六、物理降温的部位选择

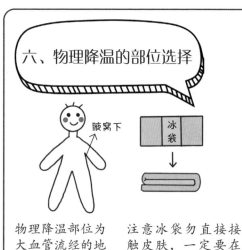

腋窝下

物理降温部位为大血管流经的地方。我们一般首选腋窝下。

注意冰袋勿直接接触皮肤，一定要在冰袋外包上一层毛巾，防止冻伤。

七、物理降温的禁忌部位

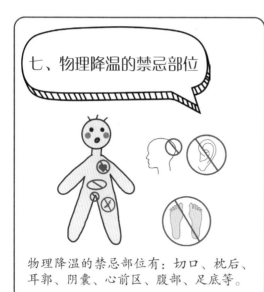

物理降温的禁忌部位有：切口、枕后、耳郭、阴囊、心前区、腹部、足底等。

八、温水擦浴的正确方法

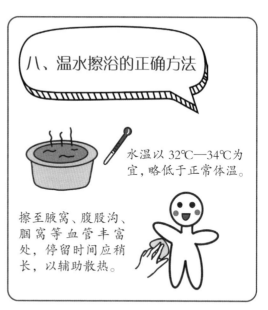

水温以 32℃—34℃ 为宜，略低于正常体温。

擦至腋窝、腹股沟、腘窝等血管丰富处，停留时间应稍长，以辅助散热。

九、什么时候复测体温呢

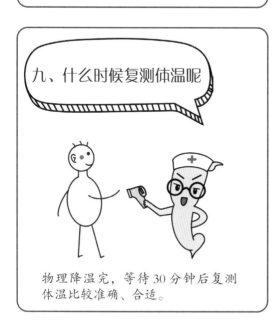

物理降温完，等待 30 分钟后复测体温比较准确、合适。

十、什么时候停止物理降温呢

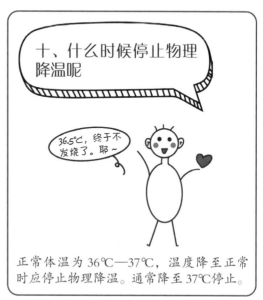

36.5℃，终于不发烧了。耶~

正常体温为 36℃—37℃，温度降至正常时应停止物理降温。通常降至 37℃ 停止。

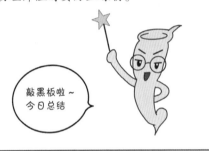

十一、食管癌术后发热的注意事项

1. 吸收热非常多见，家属不用过于紧张。
2. 要学会正确使用冰袋和温水擦浴。
3. 物理降温时要防止冻伤。

敲黑板啦~
今日总结

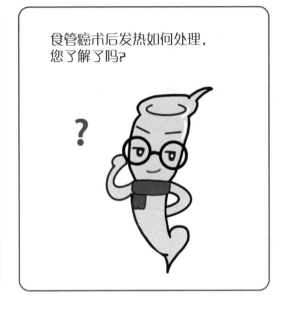

食管癌术后发热如何处理，您了解了吗?

?

关于术后疼痛，您了解多少

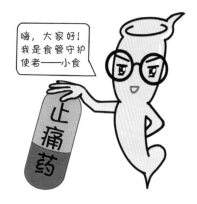

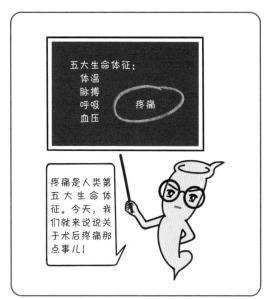

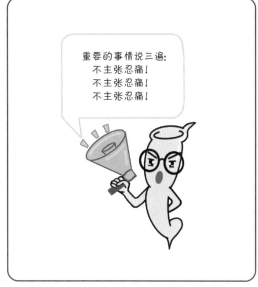

一、疼痛的危害

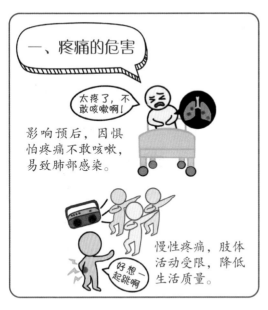

太疼了，不敢咳嗽啊!

影响预后，因惧怕疼痛不敢咳嗽，易致肺部感染。

慢性疼痛，肢体活动受限，降低生活质量。

好想一起跳啊

二、怎么知道到底有多疼呢

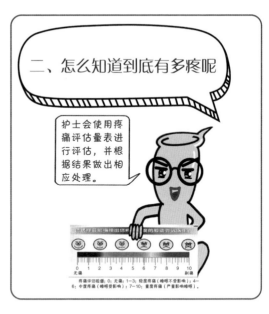

护士会使用疼痛评估量表进行评估，并根据结果做出相应处理。

三、术后有哪些方法缓解疼痛

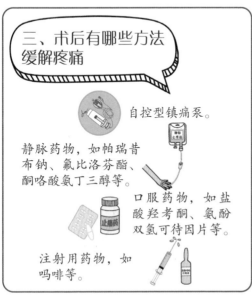

自控型镇痛泵。

静脉药物，如帕瑞昔布钠、氟比洛芬酯、酮咯酸氨丁三醇等。

口服药物，如盐酸羟考酮、氨酚双氢可待因片等。

注射用药物，如吗啡等。

四、什么是自控型镇痛泵

麻醉师根据不同患者的情况，预先设置镇痛药物的种类和剂量。

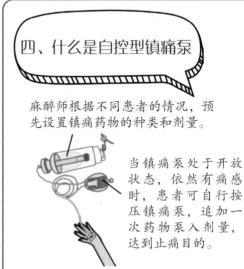

当镇痛泵处于开放状态，依然有痛感时，患者可自行按压镇痛泵，追加一次药物泵入剂量，达到止痛目的。

五、关于止痛药的副作用

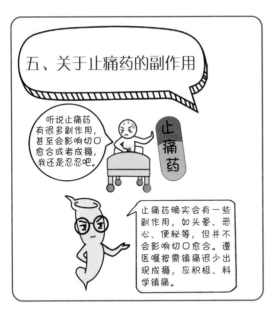

听说止痛药有很多副作用，甚至会影响切口愈合或者成瘾，我还是忍忍吧。

止痛药

止痛药确实会有一些副作用，如头晕、恶心、便秘等，但并不会影响切口愈合。遵医嘱按需镇痛很少出现成瘾，应积极、科学镇痛。

六、关于疼痛的误区

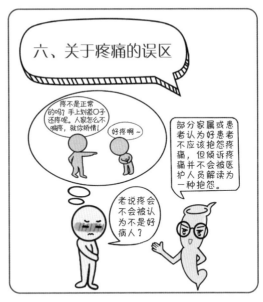

疼不是正常的吗？手上划道口子还疼呢。人家怎么不嚷疼，就你矫情！

好疼啊~

部分家属或患者认为好患者不应该抱怨疼痛，但倾诉疼痛并不会被医护人员解读为一种抱怨。

老说疼会不会被认为不是好病人？

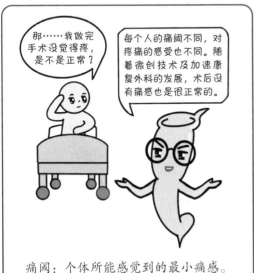

那……我做完手术没觉得疼，是不是正常？

每个人的痛阈不同，对疼痛的感受也不同。随着微创技术及加速康复外科的发展，术后没有痛感也是很正常的。

痛阈：个体所能感觉到的最小痛感。

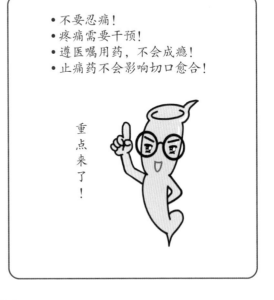

- 不要忍痛！
- 疼痛需要干预！
- 遵医嘱用药，不会成瘾！
- 止痛药不会影响切口愈合！

重点来了！

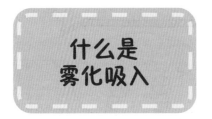

什么是雾化吸入

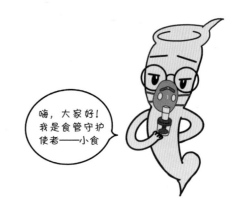

嗨，大家好！我是食管守护使者——小食

一、什么是雾化吸入

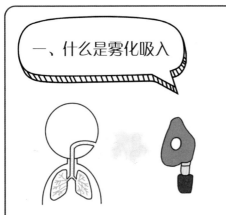

雾化吸入法是应用超声波将药分散成雾状，由呼吸道吸入。这有利于呼吸道黏膜的吸收，达到治疗的目的。

优点：药量小，药效快，不良反应轻。

二、雾化吸入的目的

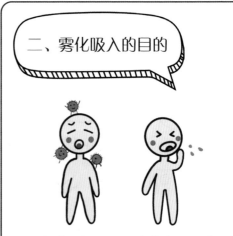

湿化气道，控制呼吸道感染，改善通气功能，预防呼吸道感染。

三、为什么胸外科术前、术后都需要做雾化

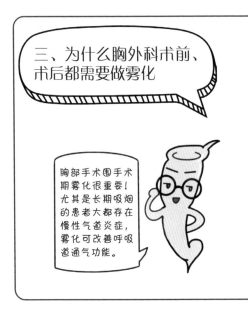

胸部手术围手术期雾化很重要！尤其是长期吸烟的患者大都存在慢性气道炎症，雾化可改善呼吸道通气功能。

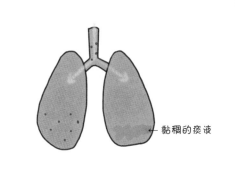

← 黏稠的痰液

湿化气道，稀释痰液，帮助祛除黏稠的痰液。
减轻呼吸道黏膜水肿，减少或预防术后呼吸道感染。

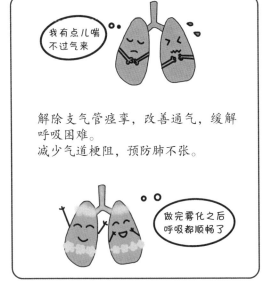

我有点儿喘不过气来

做完雾化之后呼吸都顺畅了

解除支气管痉挛，改善通气，缓解呼吸困难。
减少气道梗阻，预防肺不张。

四、怎样做雾化

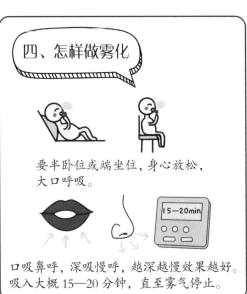

要半卧位或端坐位，身心放松，大口呼吸。

15—20min

口吸鼻呼，深吸慢呼，越深越慢效果越好。
吸入大概 15—20 分钟，直至雾气停止。

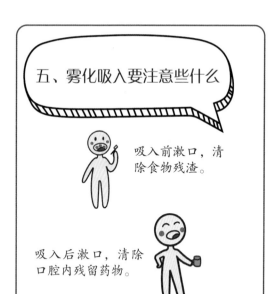

五、雾化吸入要注意些什么

吸入前漱口，清除食物残渣。

吸入后漱口，清除口腔内残留药物。

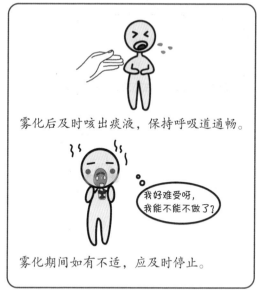

雾化后及时咳出痰液，保持呼吸道通畅。

我好难受呀，我能不能不做了？

雾化期间如有不适，应及时停止。

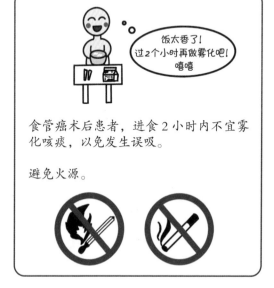

饭太香了！过2个小时再做雾化吧！嘻嘻

食管癌术后患者，进食2小时内不宜雾化咳痰，以免发生误吸。

避免火源。

胸外科术后咳嗽、咳痰知多少

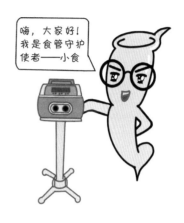

嗨，大家好！我是食管守护使者——小食

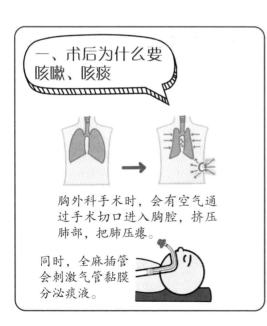

一、术后为什么要咳嗽、咳痰

胸外科手术时，会有空气通过手术切口进入胸腔，挤压肺部，把肺压瘪。

同时，全麻插管会刺激气管黏膜分泌痰液。

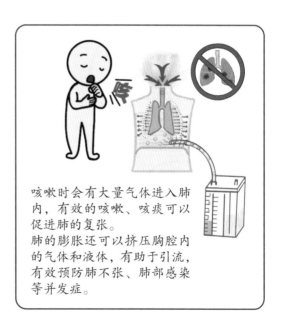

咳嗽时会有大量气体进入肺内，有效的咳嗽、咳痰可以促进肺的复张。

肺的膨胀还可以挤压胸腔内的气体和液体，有助于引流，有效预防肺不张、肺部感染等并发症。

二、如何有效咳嗽

1. 进行三四次腹式呼吸。

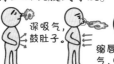

深吸气,鼓肚子。

缩唇,缓慢尽力吐气,吸呼比为1:2。

2. 深吸气末,屏住呼吸3—5秒。

3. 用爆发力进行2—3次短促有力的咳嗽,咳出痰液。

三、不做无效咳嗽

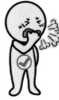

划重点:
咳嗽时,一定要用腹部的力量!

不要无效咳嗽哟!无效咳嗽即用嗓子发出咳嗽声,而并没有大量气体进入肺内,不能有效咳出痰液。

四、切口疼痛,不敢咳嗽、咳痰怎么办

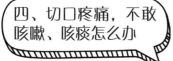

咳嗽时按压保护切口,减少切口张力,减轻疼痛。

伤口真的太疼了,不敢咳啊!!!

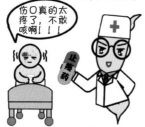

止疼药

可在使用止疼药后咳嗽。

五、深部黏稠痰液咳不出怎么办

雾化吸入可以湿化呼吸道、稀释痰液,有利于深部黏痰咳出。雾化时要端坐位或半卧位。

雾化小技巧:

用嘴,深吸入。用鼻,慢呼出。

雾化后可以叩背排痰。

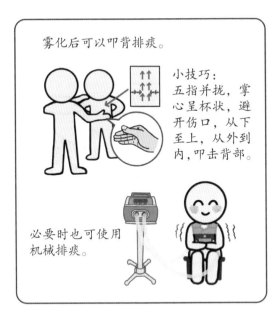

小技巧：
五指并拢，掌心呈杯状，避开伤口，从下至上，从外到内，叩击背部。

必要时也可使用机械排痰。

六、用力咳嗽会影响切口愈合吗

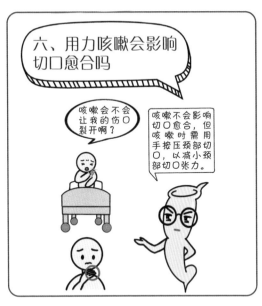

咳嗽会不会让我的伤口裂开啊？

咳嗽不会影响切口愈合，但咳嗽时需用手按压颈部切口，以减小颈部切口张力。

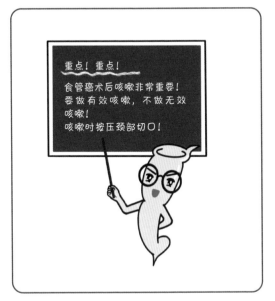

重点！重点！
食管癌术后咳嗽非常重要！
要做有效咳嗽，不做无效咳嗽！
咳嗽时按压颈部切口！

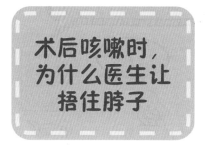

术后咳嗽时，为什么医生让捂住脖子

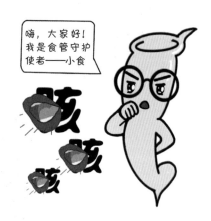

嗨，大家好！我是食管守护使者——小食

手术后，我们的食管发生了什么变化呢？

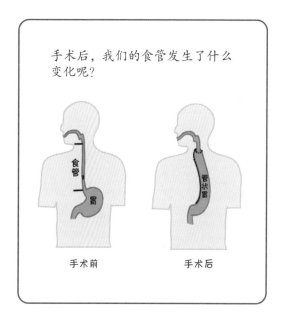

手术前　　　手术后

我们来认识一下"管状胃"吧！

是时候展现我真实的实力了！

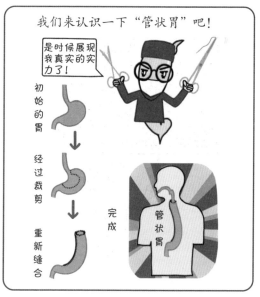

初始的胃　经过裁剪　重新缝合

完成

管状胃

食管手术后，患者需要在早期通过加强康复锻炼及咳嗽来促进双侧肺复张。

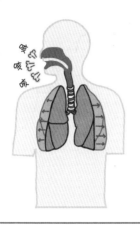

胃体就像气球一样，有一定的伸缩性，在经口进食时会有气体进入管状胃，引起胃胀气。

一旦胃内的气体对吻合口处的压力过大，有可能将吻合口撑破，造成吻合口瘘。

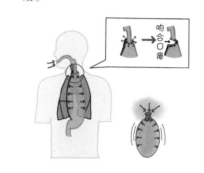

肺部复张，可挤压管状胃，使多余的气体从管状胃内排出，减少胃胀的发生。但是在咳嗽时，肺部体积变化较快，挤压管状胃时有可能造成一过性的压力剧增，气体从胃内排出时可能造成吻合口处压力过大，引起吻合口撕裂。

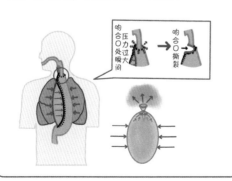

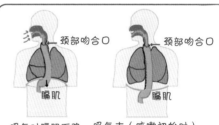

吸气时膈肌下降

吸气末（咳嗽初始时）膈肌下降至最低点

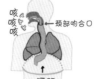

咳嗽时膈肌上移，咳嗽末膈肌升至最高点

生理吸气运动使得膈肌下移，胸廓扩张。当咳嗽时，胸腔内会产生巨大压力变化，进而导致"管状胃"发生形变及位移。如果不加以保护，相对薄弱的吻合口最终可能发生撕裂。

建议患者术后咳嗽时，右手适度按压左颈部切口最薄弱的位置，辅助对抗胸腔内的压力变化，间接起到保护吻合口的作用。

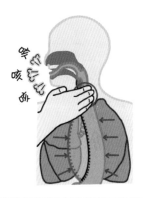

按压颈部时需要注意哪些问题？

按压重点：
一定要患者自己按压！
在被动咳嗽时，患者是第一感知人，所以患者自己可以在第一时间按压住颈部切口，有效保护颈部吻合口。

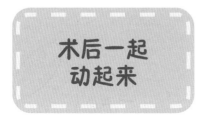

术后一起
动起来

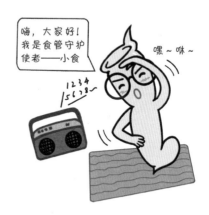

一、术后活动的作用

为什么术后要早期活动呢?

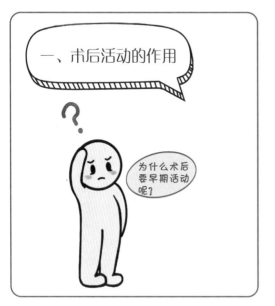

1. 防血栓

下肢静脉血栓很危险哟!

下肢活动,可以促进血液循环,避免下肢静脉血栓。

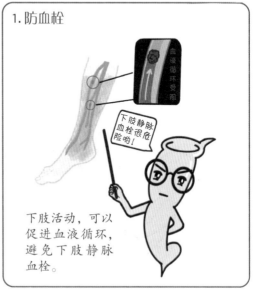

2. 减轻肌肉疼痛

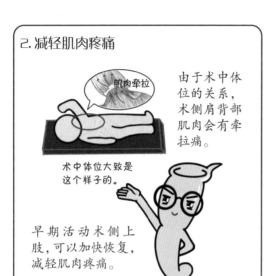

由于术中体位的关系，术侧肩背部肌肉会有牵拉痛。

术中体位大致是这个样子的。

早期活动术侧上肢，可以加快恢复，减轻肌肉疼痛。

3. 促进肠道蠕动

下床活动，可以促进肠蠕动，促进排气，避免腹胀，增进食欲。

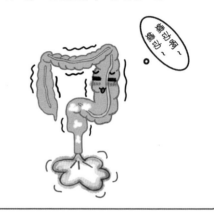

4. 预防皮肤压力性损伤

改变体位，避免局部组织长期受压，预防皮肤压力性损伤。

活动活动吧，不要总是躺着哟～

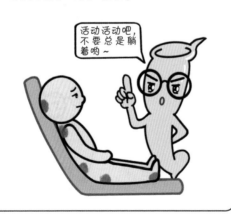

二、什么时候开始活动

手术日当天
不需要主动运动，但不是不能动哟！

四肢都可以活动，也可以抬抬臀、欠欠腰。

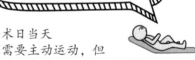

术后第一天
需要主动运动，上午床上活动术侧肩关节和双下肢。

下午在没有任何不适的情况下，下床活动。

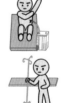

三、怎么活动呢

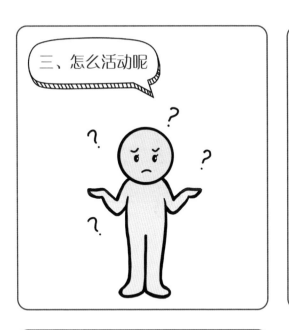

1. 上肢运动

胳膊轻轻抬起，向上举，上臂外展。

前伸，后展。

绕过头顶摸对侧耳朵。

2. 下肢运动

半卧床上，单腿抬起，伸脚尖、绷脚尖。再将脚背尽力回勾，使小腿肌肉紧绷，双腿交替进行。

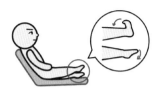

也可以双腿抬起，在空中蹬自行车。

3. 下床活动三步

第一步：
摇起床头，
床上坐起。

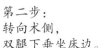

第二步：
转向术侧，
双腿下垂坐床边。

第三步：
慢慢站起，
原地踏步。

温馨提示：
每做一步都要休息一两分钟，无不适再做下一步。
走廊活动，保护好管路，避免牵拉、打折，小步慢行。

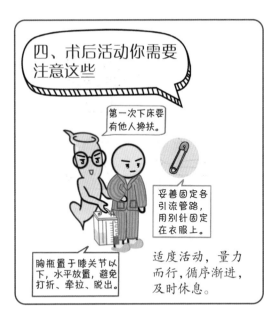

四、术后活动你需要注意这些

第一次下床要有他人搀扶。

妥善固定各引流管路，用别针固定在衣服上。

胸瓶置于膝关节以下，水平放置，避免打折、牵拉、脱出。

适度活动，量力而行，循序渐进，及时休息。

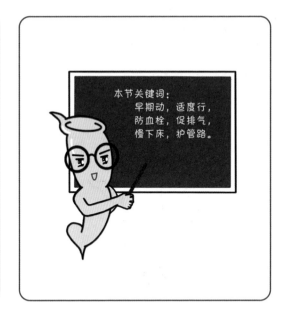

本节关键词：
早期动，适度行，
防血栓，促排气，
慢下床，护管路。

什么是静脉留置针

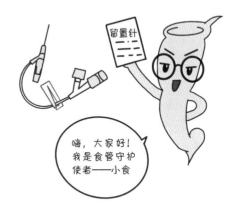

嗨，大家好！
我是食管守护
使者——小食

一、什么是留置针

静脉留置针是由不锈钢的芯、软的外套管及塑料针座组成，穿刺时将外套管和针芯一起刺入血管中，当套管送入血管后，抽出针芯，仅将柔软的外套管留在血管中进行输液的一种输液工具。

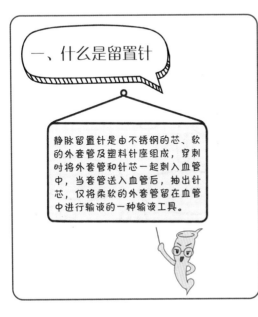

二、留置针的注意事项

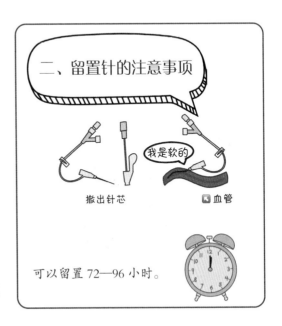

撤出针芯

我是软的

◀血管

可以留置 72—96 小时。

输液结束后护士会为您冲封管。

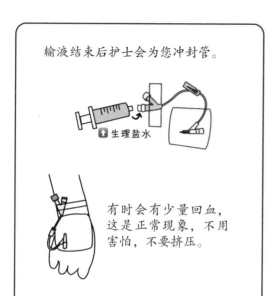

↑生理盐水

有时会有少量回血，这是正常现象，不用害怕，不要挤压。

活动适度，避免剧烈运动，不提重物。

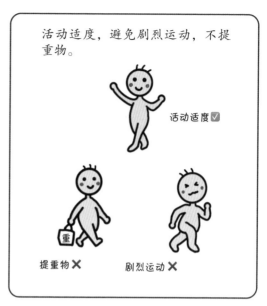

活动适度☑️

提重物❌　　剧烈运动❌

如厕、走路时手放低，避免回血。

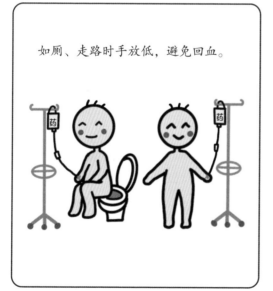

药　　药

保持干燥。

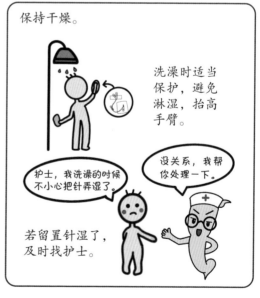

洗澡时适当保护，避免淋湿，抬高手臂。

护士，我洗澡的时候不小心把针弄湿了。

没关系，我帮你处理一下。

若留置针湿了，及时找护士。

穿衣先穿带针一侧，注意保护。

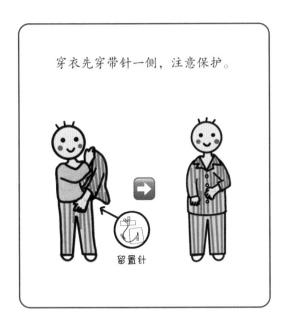

留置针

若有以下情况及时通知护士。

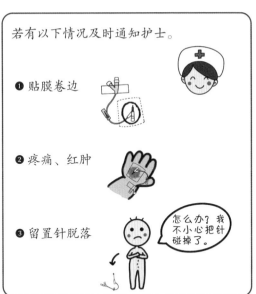

❶ 贴膜卷边

❷ 疼痛、红肿

❸ 留置针脱落

怎么办？我不小心把针碰掉了。

什么是中心静脉导管

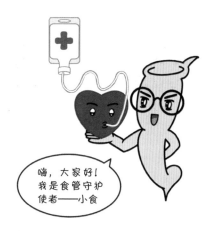

嗨，大家好！
我是食管守护
使者——小食

一、什么是中心静脉导管

中心静脉导管是放置在大静脉中的一种输液管路。

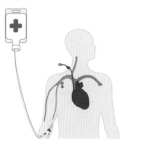

大静脉的血流速度快，可迅速冲稀药物，防止药物对血管的刺激，减少静脉炎的发生。

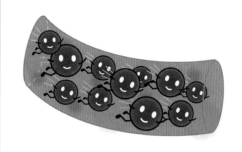

中心静脉导管常放置在锁骨下静脉、颈内静脉、贵要静脉等大静脉。

颈内静脉
锁骨下静脉
贵要静脉

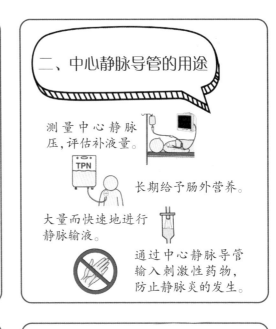

二、中心静脉导管的用途

测量中心静脉压，评估补液量。

长期给予肠外营养。

大量而快速地进行静脉输液。

通过中心静脉导管输入刺激性药物，防止静脉炎的发生。

三、中心静脉导管的维护

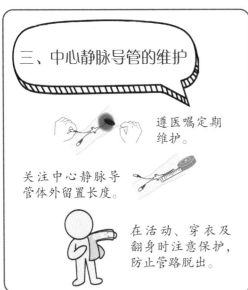

遵医嘱定期维护。

关注中心静脉导管体外留置长度。

在活动、穿衣及翻身时注意保护，防止管路脱出。

保持穿刺点周围清洁干燥，不要擅自撕下敷料，敷料卷边、松动、潮湿时需及时更换。

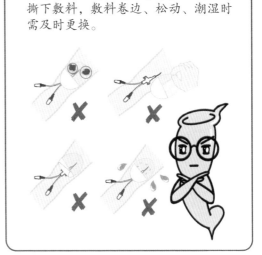

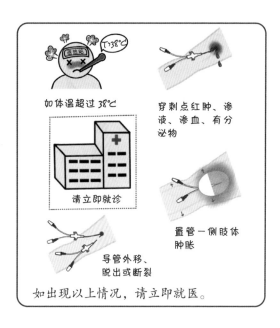

如体温超过 38℃

穿刺点红肿、渗液、渗血、有分泌物

请立即就诊

置管一侧肢体肿胀

导管外移、脱出或断裂

如出现以上情况，请立即就医。

什么是
心·电监护

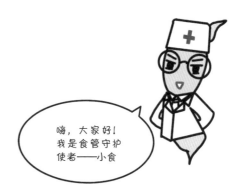

嗨，大家好！
我是食管守护
使者——小食

大手术后，需严密监测生命体征
的变化。心电监护仪可协助医护
人员及时了解患者病情，并采取
相应的治疗措施。

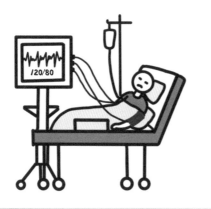

心电监护仪上会显示心率、血压、
呼吸、血氧饱和度、心电图波形。

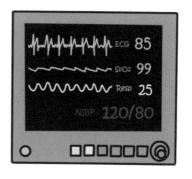

正常心率为 60—100 次 / 分。
电极片卷边、脱落时，需及时更换，
以免影响监测结果。

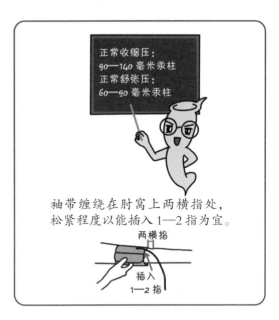

正常收缩压：
90—140 毫米汞柱
正常舒张压：
60—90 毫米汞柱

袖带缠绕在肘窝上两横指处，
松紧程度以能插入 1—2 指为宜。

袖带过松，测压会偏高；袖带过紧，
测压会偏低。

袖带充气时，手臂要与心脏平齐，
不讲话，不屈臂。

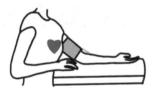

血氧饱和度是判断机体是否缺氧的
指标，正常值为 90%—100%。

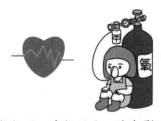

长指甲、涂指甲油，均会影响
监测结果。

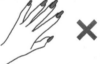

血氧探头放置位置应与测血压手臂分开。测血压时，血流阻断，同侧手臂无法测出血氧。

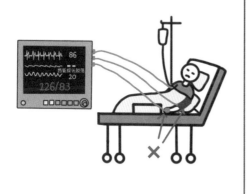

护士会设置适当的心电监护报警参数范围。一旦生命体征参数超出设置范围，心电监护仪将及时报警，提示医护人员检查、干预。

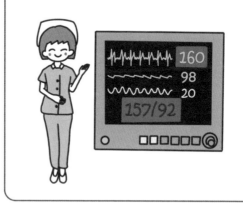

下地活动期间，请护士协助患者临时取下袖带、血氧探头及导联线。

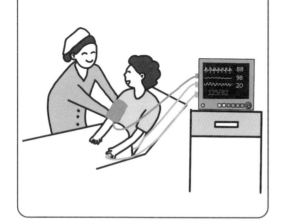

关于食管癌术后压力性损伤，这些你知道吗（一）

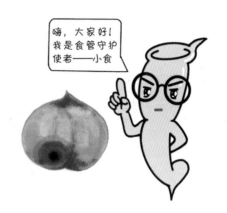

嗨，大家好！我是食管守护使者——小食

一、什么是压力性损伤

压力性损伤就是我们以前常说的压疮。身体的局部组织经过长期压迫后出现血液循环障碍，持续性缺血、缺氧，从而引发身体组织的破损与坏死。

皮肤受压

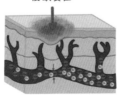

二、食管癌患者发生压力性损伤的原因有哪些

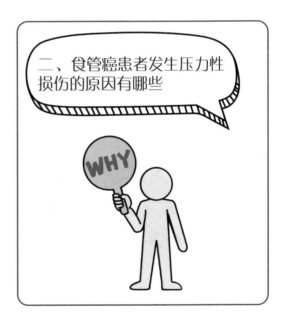

WHY

1. 压力

剪切力、摩擦力及垂直压力。

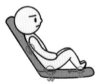

垂直压力↓↓
剪切力⇆
摩擦力←

2. 年龄结构偏老龄

表皮薄，皮肤干燥，组织供血减少，受损后易发生破溃。

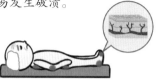

3. 营养不良

营养不良使得皮下脂肪减少，当局部皮肤受压时，骨突处皮肤会缺乏肌肉和脂肪组织的保护，容易发生缺血坏死。

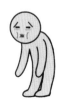

4. 皮肤刺激

皮肤潮湿与排泄物刺激。

5. 高热

患者出现高热时，更易导致压力性损伤的发生。

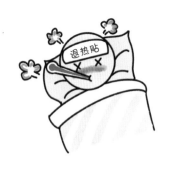

三、哪些部位容易出现压力性损伤

1. 仰卧位

肘部、骶尾部、足跟等，最易发生于骶尾部。

2. 侧卧位

耳郭、髋部、膝关节内外侧、内外踝等处。

3. 坐位

最易发生于坐骨结节处。

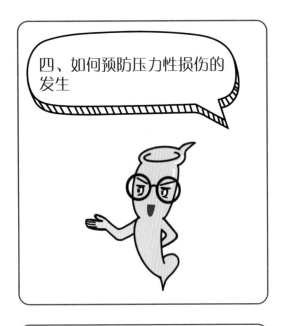

四、如何预防压力性损伤的发生

1. 定时更换姿势

每隔两小时更换体位，采用 30° 翻身法，身体一部分重力可分担在软枕上。

PS：翻身时应将其身体抬起再挪动，避免拖、拉、拽，防止皮肤擦伤。

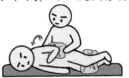

坐姿时可将身体前倾或者左右摇摆。

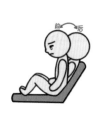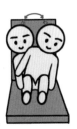

有体力的患者还可以抬起臀部。

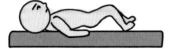

有压力性损伤风险的患者可使用脂肪垫，保护受压部位。

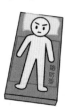

体力允许的情况下，应鼓励患者积极下床活动。

2. 皮肤护理

皮肤干燥者，温水擦浴后使用温和的润肤露。还可以在骨突处使用一种皮肤保护剂，按摩1分钟，会迅速经皮肤吸收，形成脂质保护膜。

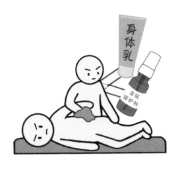

3. 营养支持

术后能够经口进食的患者可选用含有优质蛋白质的食物，均衡营养；不能进食的患者，可选用相应的营养制剂进行鼻饲，以增强机体抵抗力和组织修复力。使用新鲜食材，避免腹泻的发生。

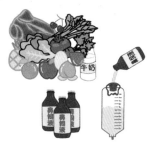

4. 其他

大小便失禁患者便后及时清理，减少刺激。

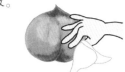

高热患者应给予降温措施，出汗较多时，及时更换干燥衣物。

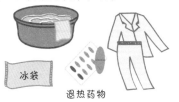

五、术后发生压力性损伤怎么办

定时翻身，使用脂肪垫，必要时遵医嘱使用水胶体敷料或泡沫敷料。

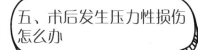

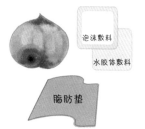

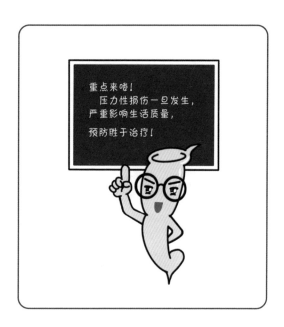

重点来啰!
  压力性损伤一旦发生,
严重影响生活质量,
  预防胜于治疗!

关于食管癌术
后压力性损伤，
这些你知道吗
（二）

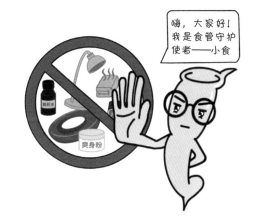

嗨，大家好！
我是食管守护
使者——小食

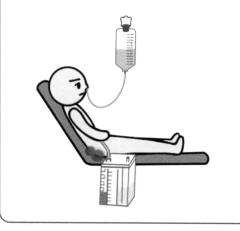

食管癌手术创伤大，术后患者卧床时间长，有可能会发生骶尾部和臀部的压力性损伤。

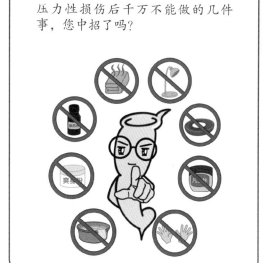

压力性损伤后千万不能做的几件事，您中招了吗？

1. 紫药水

紫药水可能会加重伤口感染。由于色素沉着还会掩盖病情，所以不宜用于皮肤压力性损伤的治疗。

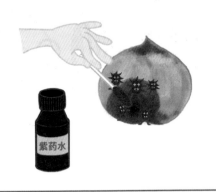

2. 热敷

皮肤破损，热敷会污染伤口，造成感染；皮肤完整，适度热敷可以促进血液循环。

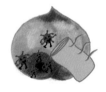

3. 爽身粉

爽身粉虽然可以拔干，但它不是无菌药品，不可以用于创面。同时，爽身粉聚集在皮肤皱襞，易引起额外的皮肤损伤。

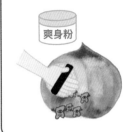

4. 烤灯

烤灯可使局部皮肤升温、干燥，组织细胞代谢增强及需氧量增大，造成细胞缺血坏死。

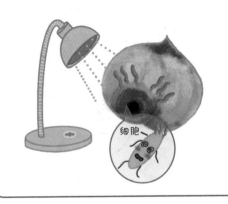

5. 橡胶圈

橡胶圈会使局部血液循环受阻，造成静脉充血水肿，甚至会导致局部压力性损伤的发生。

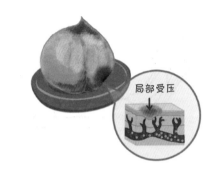

局部受压

6. 凡士林

凡士林会堵塞皮肤毛孔，不透气，使皮肤排泄功能受碍。

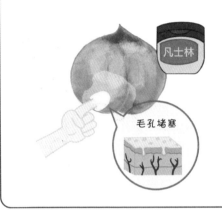

7. 勤清洗

频繁、过度清洁皮肤，会增加剪切力，损伤皮下组织。

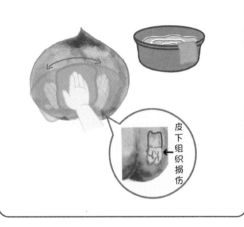

8. 按摩

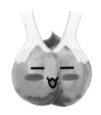

按摩完好的皮肤可以促进血液循环。

已受损处皮肤不可以按摩，按摩会使皮肤温度升高，局部耗氧量增大，引起急性炎症反应和局部血管的损伤。

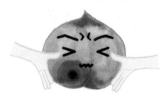

压力性损伤重在预防，一旦发生要听从医护人员的指导。合理采取治疗措施，摒弃陈旧的观念，注意床上活动，适当补充营养，避开种种误区，便可轻松解决压力性损伤！

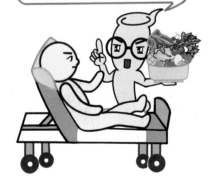

患者术后，家属需要做什么

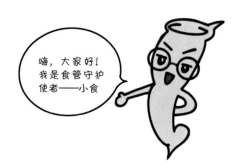

嗨，大家好！我是食管守护使者——小食

一、卧位

根据病情，医护人员会协助患者术后取平卧位或半卧位，请勿随意更改患者的体位。

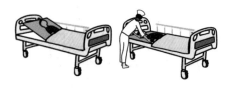

二、饮食

食管癌患者术后禁食禁水。可进食时，医护人员会告知患者家属。

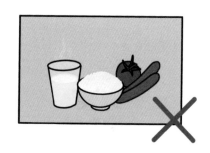

食管患者需小口进食，家属要记录进食量，提前为患者准备好小勺和刻度杯。

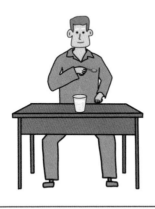

患者排气前，请勿为患者提供产气食物，如牛奶、豆浆、甜食等。

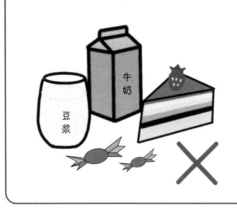

三、活动

患者手术日清醒后，家属可鼓励其活动四肢，但勿翻身或坐起。

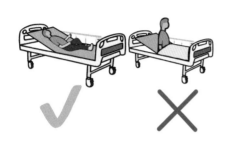

术后第一日，家属可陪伴患者循序渐进、量力活动，预防血栓。床上坐→床边坐→床缘站→床旁走。

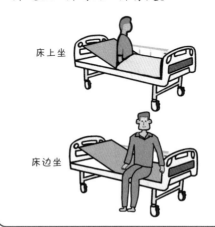

床上坐

床边坐

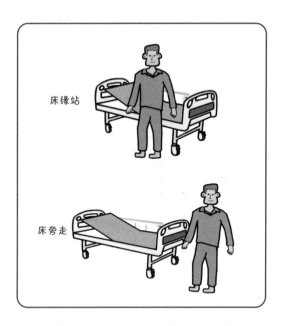

床缘站

床旁走

四、疼痛

术后一般会常规使用止痛药。如患者依然疼痛，请家属告知医护人员，不必忍痛。

止痛药

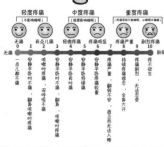

轻度疼痛（不影响睡眠）　中度疼痛（轻度影响睡眠）　重度疼痛（疼痛导致不能睡眠，从睡眠中惊醒）

无痛　有点儿痛　轻微疼痛　疼痛明显　疼痛严重　剧烈疼痛

0　1　2　3　4　5　6　7　8　9　10

五、管路

请家属协助患者保护管路，不打折、不牵拉，活动时更要特别注意。

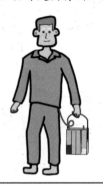

六、心理护理

认真倾听，安慰鼓励，与医护人员一同为患者解除不适及疑虑，达到更好的治疗效果。

正确穿着、保养弹力袜

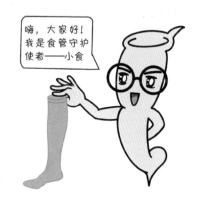

嗨，大家好！我是食管守护使者——小食

一、什么是抗血栓弹力袜

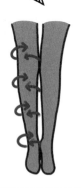

它不是普通的袜子，而是一种从脚踝到大腿形成渐进式压力，促进下肢静脉血液回流到心脏的袜子。

二、弹力袜适合哪些人穿

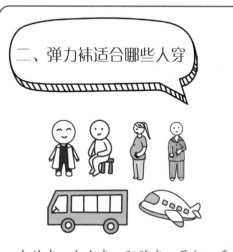

久站者、久坐者、肥胖者、孕妇、手术后患者、经常坐长途车、飞机者。

三、弹力袜分为哪些类型

根据形状，分为包趾、露趾、露踝；根据作用，分为预防型与治疗型；根据长度，分为膝长型、腿长型。根据自身症状，结合医生意见，选择长度、等级合适的弹力袜。

四、如何确定弹力袜的尺码

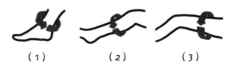

（1）　　　　（2）　　　　（3）

需测量3个数值：（1）脚踝最细处周长；（2）小腿最粗处周长；（3）大腿最粗处周长。根据数值选择对应的尺码。

五、如何穿弹力袜

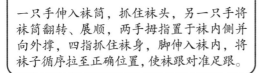

一只手伸入袜筒，抓住袜头，另一只手将袜筒翻转、展顺，两手拇指置于袜内侧并向外撑，四指抓住袜身，脚伸入袜内，将袜子循序拉至正确位置，使袜跟对准足跟。

六、如何脱弹力袜

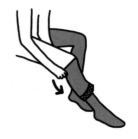

双手沿弹力袜边缘将弹力袜外翻，自上而下顺着腿部轻柔地脱下。

七、如何清洗弹力袜

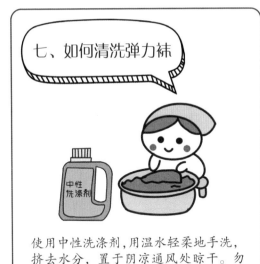

使用中性洗涤剂,用温水轻柔地手洗,挤去水分,置于阴凉通风处晾干。勿拧干、暴晒、烘烤。无须每日清洗。

八、弹力袜每天穿多久

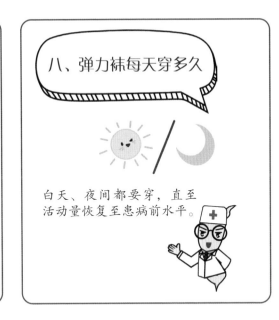

白天、夜间都要穿,直至活动量恢复至患病前水平。

九、穿弹力袜的注意事项

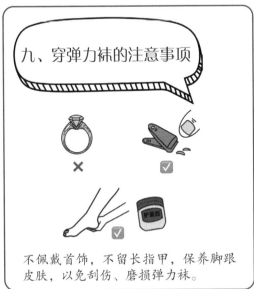

不佩戴首饰,不留长指甲,保养脚跟皮肤,以免刮伤、磨损弹力袜。

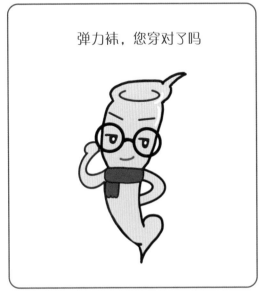

弹力袜,您穿对了吗

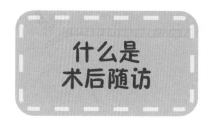

什么是
术后随访

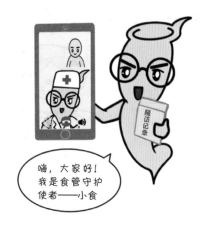

嗨，大家好！
我是食管守护
使者——小食

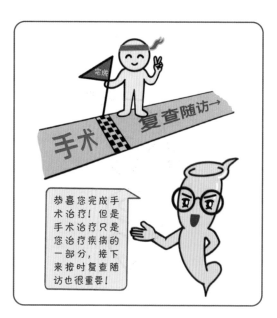

恭喜您完成手术治疗！但是手术治疗只是您治疗疾病的一部分，接下来按时复查随访也很重要！

一、什么是随访

医生根据患者的情况以及复查结果，进一步为患者进行康复指导或提出诊疗意见。

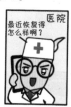

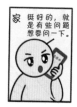

患者或家属和医生定期保持联系，并按照与医生预约的时间或患者感觉不适时来医院复查。

二、治疗结束后为什么要坚持随访

恶性肿瘤患者接受有效的正规治疗并康复出院后，仍然存在复发或转移的可能。

治疗结束后进行定期随访，能够及时发现肿瘤的复发或转移以及第二原发肿瘤，并给予及时合理的治疗，以获得较好控制。

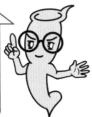

三、复查随访间隔时间

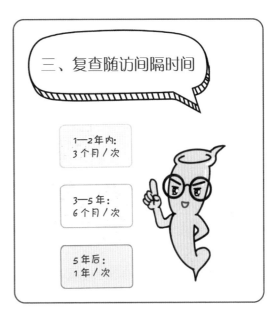

1—2年内：
3个月/次

3—5年：
6个月/次

5年后：
1年/次

四、复查项目有什么

根据患者情况进行血常规、肿瘤标记物、血生化(肝肾功能、蛋白等)、内镜、上消化道造影及CT等检查。

如怀疑复发或转移，依据病情进行PET-CT、MRI及骨扫描等检查，确诊后及时治疗。

五、复查流程

1. 预约挂号

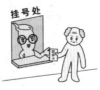

预约就诊有4种方式，以中国医学科学院肿瘤医院为例：
①中国医学科学院肿瘤医院官方APP；
②北京114公众号预约挂号；
③拨打114电话预约挂号；
④现场预约挂号(限60周岁以上老年人)。

2. 按时就诊

向医生描述自己的情况，开检查单。

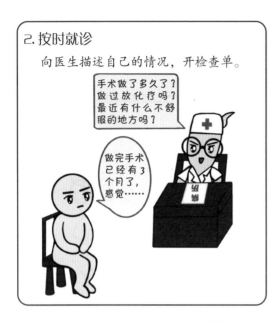

3. 预约检查，做检查

患者可以在窗口现场预约检查时间，也可以通过医院APP的"一站式检查预约"功能，预约门诊心电图、核磁、CT等检查项目。

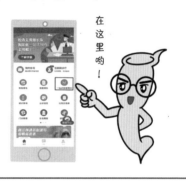

4. 预约主管医生的门诊，看结果

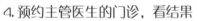

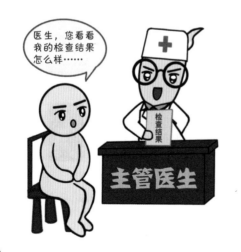

互联网诊疗上线啦!

凡已在医院建立过病历的复诊患者均可通过医院APP挂号，进行在线复诊。

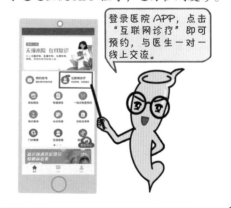